JN118331

いつ・誰が・どうやって

地域で実践するための

アドバンス・ケア・プランニング

編著　三浦 稚郁子　公益社団法人地域医療振興協会地域看護介護部次長

　　　望月 崇紘　君津市国保小櫃診療所管理者兼JADECOM-PBRN代表

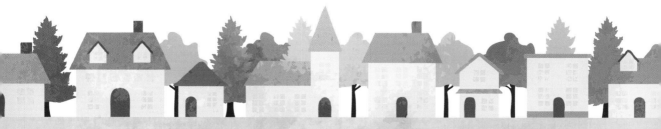

scio
Publishers Inc.

サイオ出版

はじめに；推薦のことば

地域医療振興協会副理事長
兼地域医療研究所所長

山田隆司

　超高齢化が進むわが国において、身体的機能障害や認知症をもった要介護高齢者のケアに関してはまだまだ需要に比べて量的な供給もままならない状況で、介護施設などで提供されるサービスの質的な問題はともすると後回しにされてきた傾向は否めません。

　一方、医療現場では終末期高齢者の医療的処置が救急診療を圧迫しかねない状況で、以前よりAD（Advanced Directive；事前指示書）の必要性が説かれていたところです。

　こういった現象は高齢者を取り巻く医療・介護サービスがことごとく分断されて提供されてきた結果であって、わが国において高齢者中心のサービスがいまだ充実していない現れでもあると思われます。

　こういった状況のなかで昨今提唱されてきたのがACP（Advanced Care Planning；人生会議）ですが、これはあくまで終末期を迎えようとする高齢者を中心に検討されるべきものであって、決してサービス提供者側から誘導されるような、前述したADの延長線上のACPであってはなりません。

　本書は、これまで地域で住民に身近で包括的なケアを長く提供してきた医療福祉関係者が主体となって書かれたわが国初めてのACPの実践書です。患者・利用者の意向に沿った形でいかに患者・利用者中心のケアを提供していくか。個々の尊厳を保ちながら、いかに現在のサービスを患者・利用者中心に捉え、終末期まで適切に丁寧に寄り添えるかが真摯に検討されています。

　ACPは単なる終末期を迎える患者・利用者のための手引書ではありません。ましてや終末期の医療・介護サービス提供のための画一的なマニュアルでもありません。対象となる高齢者を真に敬い、個々の尊厳を守るためにいかに努力すべきかをわれわれ医療福祉職が学ぶべきツールであって、考えるべきはわれわれ自身の医療福祉職としてのあり方でもあり、われわれ自身の死生観が問われていることを厳に自覚すべきでしょう。読者の皆さんは本書からそれを学びとってほしいと思います。

オレゴン健康科学大学家庭医療学科地域医療振興協会寄付講座教授

山下大輔

　本書は、三浦看護師、望月医師がリードをしながら地域で活躍している看護師、医師、ケアマネジャー、作業療法士らが協力して書き上げられたものである。

　望月医師は2017〜2019年にオレゴン健康科学大学家庭医療科にリサーチフェローとして派遣され、研究者としての基礎を学んでいる。地域におけるアドバンス・ケア・プランニングは、その時の研究テーマである。

　まず彼が行ったのは、日本全国に広がる地域医療振興協会所属診療所の中にPractice Based Research Network（以下、PBRN）を立ち上げたことである。PBRNは診療所をネットワーク化し、地域のなかで診療を行っている医師、看護師の疑問を研究につなげてゆくものであり、欧米においては、非常に一般的になっている。大学、大病院などで行われる研究は、実際の地域のなかでは適用しにくいものが多い。そして地域には診療所、地域特有の医療問題があり、その答えは地域のなかでの研究を通して適切な答えを探求してゆくことが大事である。

　望月医師が立ち上げたJADECOM-PBRNに参加した診療所の声を受け、望月医師が三浦看護師と行ったのが、アドバンス・ケア・プランニングを診療所、中小病院スタッフとともに行う研究であった。本書は、その研究のなかで培われたネットワークと経験をもとに書かれている。患者さんと毎日向き合っている看護師、医師、ケアマネジャー、作業療法士らが協同して、実際の経験を通して作り上げられていることが、各章にちりばめられた具体例などを通して伝わってくる。それぞれの施設の紹介をしている記述は、地域への愛情が感じられ、また、日本各地の様子が生き生きと伝わってくるところがすばらしい。さらに、それぞれの著者がアドバンス・ケア・プランニングというまだまだ新しいコンセプトを学びながら実践している様子が正直に書かれており、これから取り組もうという人にも読みやすいのではないだろうか。

　死生観は個人、地域により異なり、また、人生のステージによって変わってくる、これを代理決定者と共有するプロセスをいかに医療チームが支えられるかが本書で学べることである（望月医師はこれをイタコにたとえ、本書の最初に上手に説明をしている）。その支え方やタイミングは色々なものがあり、本を通して色々なアプローチが紹介されていることは、幅広い読者に受け入れられるのではと思う。そして最後に三浦看護師の、行動変容理論、コミュニケーション技法の章は、アドバンス・ケア・プランニングを実際に行っていくうえでの学問的基盤となる。より効果的な実践を支えられるようになっていることは本当に至れり尽くせりである。

　より多くの読者が本書を手にして、アドバンス・ケア・プランニングを実践することで、さまざまな地域に住む人々を支えることができることをとても楽しみにしている。

いつ・誰が・どうやって
地域で実践するためのアドバンス・ケア・プランニング

Contents

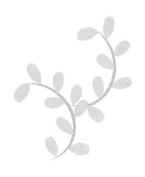

●執筆者一覧（敬称略）

編著

望月崇紘	君津市国保小櫃診療所兼 JADECOM-PBRN 代表
三浦稚郁子	地域医療振興協会事務局医療事業本部地域看護介護部

以下執筆順

山田隆司	地域医療振興協会副理事長兼地域医療研究所所長
山下大輔	オレゴン健康科学大学家庭医療学科　地域医療振興協会寄付講座教授
橋場絵理子	東通村診療所
髙橋剛	東通村診療所
山本八重子	東通村保健福祉センター野花菖蒲の里
國友恵子	にしあざい地区診療所
水上幸子	地域包括ケアセンターいぶき
小橋周子	奈良市立都祁診療所
永峯佐和子	君津市国保小櫃診療所
豊島きよ子	にしあざい地区診療所
新田奈津恵	揖斐郡北西部地域医療センター「やまびこの郷」
楠本直紀	台東区立台東病院リハビリテーション室

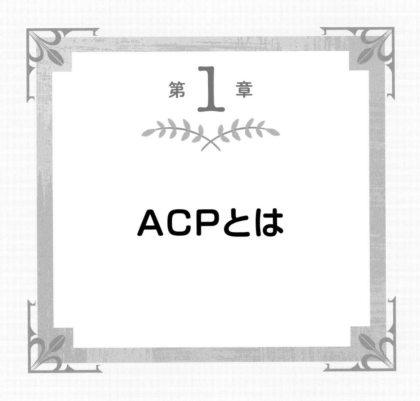

第 1 章

ACPとは

イタコ

いきなりですが、みなさん「イタコ」というものをご存知でしょうか。

　イタコは、日本の北東北（東北地方の北部）で口寄せを行う巫女のことであり、巫^{みこ}の一種。シャーマニズムに基づく信仰習俗上の職である。

　南東北（東北地方の南部）においては、旧仙台藩領域（岩手県の南側約１／３と宮城県）でオガミサマ、山形県でオナカマ、福島県でミコサマ、オガミヤと呼ばれる。福島県、山形県、茨城県ではワカサマとも呼ばれる[1]。

　Wikipediaによると、亡くなった人の魂を憑依させて代わりになって発言する霊媒師のような方と書かれています。そして、筆者が考えるACPを一言で言うと、「ACPとは代理決定者がイタコになるための準備をするプロセスである」となります。

　冒頭から何を言ってるのか、大丈夫か、と思われる方もいらっしゃるかもしれません。この後たくさんいいことが書いてありますので、ここでサッと本を閉じず、ぜひこの言葉を噛みしめながらこの後の説明を読み進めてください。

　ACPとは代理決定者がイタコになるための準備をするプロセスである…、この意味がだんだん理解できると思います。

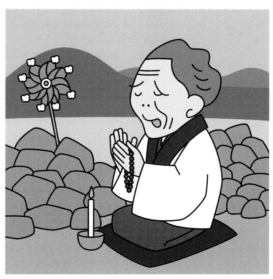

イタコ

ACP（Advance Care Planning）の定義

さて、まずACPの定義についてご紹介します。

> "Advance care planning is a process that supports adults at any age or stage of health in understanding and sharing their personal values, life goals, and preferences regarding future medical care. The goal of advance care planning is to help ensure that people receive medical care that is consistent with their values, goals and preferences during serious and chronic illness." [2]
>
> アドバンス・ケア・プランニングとは、年齢や病状に関わらず、**個人的価値観、人生の目標、将来の医療**に関する趣向を**理解し共有する**プロセスのこと。
>
> ACPの目標は、重篤な病いや慢性疾患のときに、その人の価値観や目標、趣向に一致した医療を受けさせることである。

ACPは2010年ごろから急速に広まっていったものの、皆さんがイメージするACPがちょっとずつずれていたため、同じことを話し合ったり、取り組んだりしているつもりでも行き違いが生まれることが多くありました。そこで、2017年Sudore氏らが上述の定義を取りまとめ、これが世界のACP研究者界隈で最もよく引用されることとなりました。2次文献検索サイトとして名高いUpToDateにおいてACPを検索すると、Introduction序文にACPの説明としても引用されています。

ACPのよくある間違い

ACP ≠ DNR

ACPをよく知らない人のなかに、「ACPはDNR（Do Not Resuscitate）オーダーを確認すること」と間違えて考えられている人がよくいます。ACPは、呼吸停止したら人工呼吸器を装着するか、心停止したら心臓マッサージするかどうかを決めること、確認することと勘違いしているようです。

しかし、ACPは心肺蘇生処置を行うかを確認することそのものではありません。もちろん、終末期患者において、ある程度近いうちに死期の予測ができる状態になっている患者さんには、ACPを行う過程でDNRを確認することはあります。しかし、すべての患者さんについて必ずDNRオーダーを確認することは求められているわけではありませんし、DNRオーダーを確認することがACPのすべてではありません。

ACP ≠ AD
（Advance Directive 事前指示）

もう1つ、ACPをまだよく知らない人のなかに、ACPとAD（Advance Directive）を混同している人がよくいます。ADとは、1990年代から2000年代にかけて欧米を中心に広まっていったもので、

「Advance = 前もって Directive = 指示すること」、あるいは「指示する書類」のことになります。もしものときに受けたい医療、療養場所、代理決定者など、内容についてはACPとかなり重複するところが多いですが、ADではその希望についてはっきりとあらかじめ決めて事前に指示し、指示した内容を文書で残すこととなります。ACPでも患者の希望についてほとんどのケースで文書に残すことになりますが、文書に残すことがACPの目的ではありません。あくまで文書に残すという行為は補助的なものです。それよりもACPでは代理決定者が、**患者の考えや希望を理解して共有するプロセスが大事**になります。

したがって、「DNRをとる」「DNRを確認する」「ADを決定する」という表現が使われることがありますが、ACPでは「ACPをとる」「ACPを確認する」「ACPを決定する」という表現は当てはまりません（そもそも「DNRをとる」という表現自体やや乱暴ですが）。ACPは「Advance = 前もって」、「Care = 医療や介護について」、「Planning = プランニングする」プロセスであり、「ACPを始める」「ACPをする」「ACPを実践する」などの表現が適切になります。

❶ なぜADではなくACPか

アメリカの複数教育病院が参加した The SUPPORT（study to understand prognoses and preferences for outcomes and risks of treatments）project という大規模研究で、ADだけでは終末期のケアの質を改善することができないという結果が示されました[3]。では、なぜでしょうか。主な理由としては、

- ADがあっただけでは複雑な医療・介護状況に対応することができない。
- なぜその選択肢を選んだかがわからないと患者さんの真意を反映することができない。
- そもそも文書が共有されていないと、家族・医療者はその文書をどれだけ信じたらいいかわからない。

などが考えられます。

例えば、「絶対に手術は受けたくない」と文書に残している一方、「痛いことだけはやめてくれ」と文書に残している患者さんがいたとします。その患者さんが、もし大腿骨頸部骨折を起こしたらどうしたらよいでしょうか。除痛を目指すのであれば手術するのが一番です。でも手術は絶対に受けたくないと書いてあります。どうしますか？ 「矛と盾」ですよね。

将来どんな病気やけがをするかはま

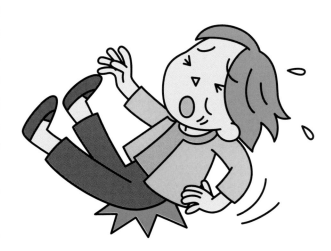

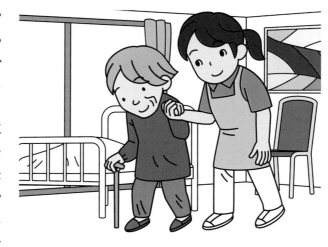

ったくわかりません。受けたい医療や介護といっても数限りなく種類があり、それらすべてについて受けたいか受けたくないかを事前に決めておくことは不可能です。

また、人工呼吸器をつけるか、人工透析をするか、胃ろうを造設するかなどのよくある、そして、一見絞られた問いであったとしても、急な心不全や脱水で一時的に人工呼吸器や透析でしのげばよいのか、脳卒中発症直後に一時的に代替栄養すればいいのか、永続的に経口摂取が望めないのかなど、そのときの病状や周囲の環境によって、希望するかしないかの2つの選択肢で答えられるようなものでもありません。

さらに、医療はどんどん進歩しています。何か画期的な治療法が開発されて、最初に答えていた文書の選択肢が不適当になっていることだってあるかもしれません。

❷ 想いや考えを共有するプロセスの大事さ

筆者は、自分の両親が元気なうちにACPをしようと思い、両親に書類を先に渡してその後話し合ったことがあります。終の棲家を問うパートで、母はホスピスがよいと答えてありました。そうすると、母がもしホスピス以外の場所で亡くなった場合に、母の希望は達成されなかったということになってしまいます。そこで「何でホスピスがよいと思ったの？」と問うたところ、母は「ホスピスなら痛みをとってくれると思った」と答えました。母は医療者ではないので、どのような施設でどのような亡くなり方があるのかをよく知らないと思います。「じゃあ、そもそも痛みのない病気を患っていたり、ホスピス以外でも痛みが十分にコントロールされていればそれでいい？」と訊ねたところ、「それならよい」と答えました。なぜそのように答えたかについて、裏にある考えや思いを共有しておらず、文面だけをすくい取ると間違った方向へと進んでいくところでした。

あらかじめ単純な質問に対して事前に指示をしておくADでは、複雑な医療状況に対応することができません。代理決定者が患者さんの想いや考えをしっかり理解して共有していれば、いざ代理決定者が選択をしなければならないときに、患者さんの代わりになって想いを述べられることになります。

また、遺書をしたためるがごとくADを用意される人も結構いられると思います。あるいは、医療者だけが患者さんの希望や想いを聞いていて、代理決定者となるべき家族がその意向を把握していないケースもあるかと思います。重要な決定の場面で初めて家族がその文書を見せられて患者さんの治療の希望を知ったとき、いくら実際に文書に残っていたとしても家族としては寝耳に水で納得できず、反対される場合があります。

ACPに先行して1990年頃からADが広まったものの、前述の理由でADだけでは不十分ということになりました。そこで、思いや考えを共有するプロセスがもっと大事だということで、2010年頃からACPが広まっていくこととなりました（図1、図2）。

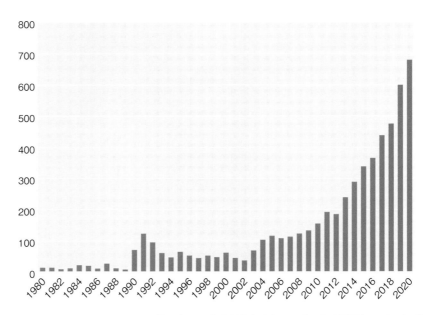

（Search query in PubMed：（advance directive）NOT（care planning））

図1　ADに関する論文数の推移

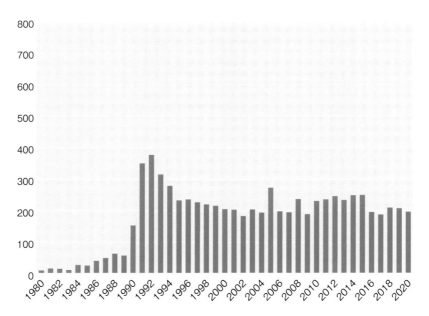

（Search query in PubMed：（advance care planning）NOT（directive））

図2　ACPに関する論文数の推移

ACPの介入の3段階

　ACPを広めよう、実践していこうといっても、対象者によって適切なプランニングが変わってきます。そして、対象者に応じて主に先導するべき担当者も変わってきます。ACPはプロセスであり、介入の仕方も大きく3段階に分けることができます（図3）。

第1段階

対象：健康な若年成人

　ACPをいつから始めるか、これが問題です。若い健康な人であっても不慮の事故で頭部外傷を負い、突然自らの意思を述べられなくなる可能性というのはあります。一方で、若い健康なうちからACPを始めましょうと言われても、自分の意見を述べられなくなる状態をうまく想像できない人が多いのではないでしょうか。

　そんな健康な若年成人に対しては、まずACPを知ってもらうということから始めます。今すぐACPを始めなかったとしても（もちろん始める意欲のある人はぜひ始めてもらうといいです）、悪い場面を仮定して話し合うことはタブーではなく、大切なことだということをしっかり理解して、年齢を重ねたときにいつでも前向きに取り組めるよう準備しておく必要があります。また、若い世代の人には自分自身のACPだけでなく、自分の両親や祖父母のACPについて積極的に促す役割が求められます。

主な担当：自治体、市民グループ

　ACPを認知してもらうということに主眼をおくとなると、啓発活動が重要となります。現在、厚生労働省が頑張って国全体での普及に努めていますが、各地域においても自治体や市民グループを中心に、医療関係者が協力しながら講演、広報を行うというのがよいでしょう。

第2段階

対象：複数病気をかかえる人、高齢者

　そして次なる対象が複数病気をかかえる人、高齢者の人たちです。まだ終末期には程遠い状態であるかもしれないものの、終末期に向けた準備をすべき人たちです。認知機能についても問題ないことが多いでしょう。具体的にACPとして家族と話し合いを始め、繰り返していく必要があります。

第1段階	対象：対象：健康な若年成人 主な担当：自治体、市民グループ 内容：ACPを知ってもらうための啓発
第2段階	対象：複数病気をかかえる人、高齢者 主な担当：プライマリ・ケア診療所、病院一般外来 内容：ACPの開始
第3段階	対象：人生の最終段階の人 主な担当：急性期病院、緩和ケア、高齢者施設 内容：具体的な医療処置を含めたACP

図3　ACP介入の流れ

主な担当：プライマリ・ケア診療所、病院一般外来

　ACPを始めるといっても、いざ家族内で話し始めるのは容易なことではないでしょう。定期的に医療機関に通院している人が多いため、プライマリ・ケア診療所や病院一般外来の医療者、普段介護を担当するケアマネジャーなどが仲介役となって話し合いの場を設けることが求められます。具体的に、いつ、どのように、というのは後ほど説明していきます。

第3段階

対象：人生の最終段階の人

　最後に、人生の最終段階の人です。どんな病気が悪化しやすいかある程度予想できる事態が増えてきています。ACPではDNRオーダーは必ずしも確認しないと前述しましたが、終末期の人には確認することを考慮します。また、腎機能不良の患者さんには透析をするか、COPDや心不全の患者さんには人工呼吸器を装着するかなど、具体的な医療処置について実施の希望があるかを聞くことを考慮します。

主な担当：急性期病院、緩和ケア、高齢者施設

　より具体的な処置も含めて話し合うことになり、急性期病院や緩和ケア施設、高齢者施設が主にこの時期のACPを担当することになります。ACP全般についてはコメディカル職員が先導するのでよいですが、具体的な医療処置の希望確認については主治医から説明するのが望ましいでしょう。

望月のイタコ理論

　ここまで読み進めてくると、冒頭に筆者の私見として述べた「ACPとは代理決定者がイタコになるための準備をするプロセスである」という意味が少しずつ理解できてきているのではないでしょうか。

　本来のイタコは亡くなった人の魂を憑依させて意思を代弁することになるのに対して、ACPは亡くなった人ではなく、認知症あるいは重篤な病気で自分の意思を述べられない状態になった

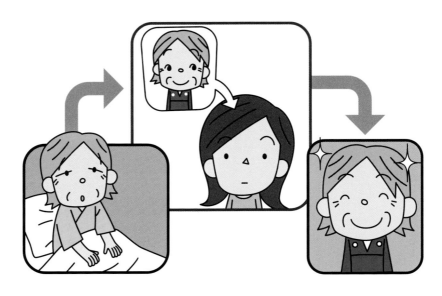

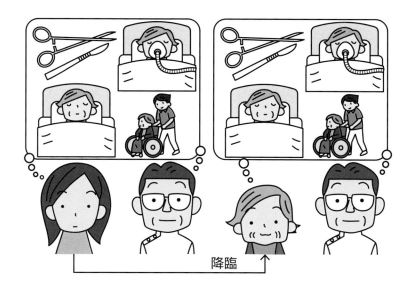

降臨

人の代弁を行うので、この点において不謹慎というツッコミが入る恐れがありますが、理解しやすくするためということでご容赦ください。ACPは、こっそり文書に希望を残しておくというものではなく、代理決定者が患者自身の意思を代弁できるように、軸となる患者さんの想いや考え方などを共有して、どんな複雑な医療状況にも対応してイタコとなって振舞うことができるようして準備しておくことになります。

❶ 患者さんだったらどう希望されると思うか

　そして、認知症や重篤な病気により自身の希望や考えを述べられなくなった後、いざ重要な決断をしなければならないときに、このACPが活かされてくることになります。代理決定者がイタコとなって患者さんの魂を憑依させて、想いを代弁することになります。ここでは、医療者の聞き方が特に重要になってきます。単純に「どうしますか？」というふうに「手術しますか？」「搬送して病院いきますか？」「胃ろうを造設しますか？」という聞き方ではなく、「患者さん自身はどのように希望されると思いますか？」という聞き方をする必要があります。「家族がどうしてほしいか」という聞き方をすると、家族としては1分でも1秒でも長く生きてほしいと思うために、たとえ侵襲を伴うような処置であっても、本来の患者さんの意に反して希望されることがあると思います。

　少しでも長く生きてほしいという考えは、まったくもって正常です。家族がそう思われるのは無理もないということをしっかり支持する言葉を述べたうえで、「患者さんだったらどう希望されると思うか」というのが伝わるような聞き方が求められます。

　また、ここでもう1つ大事な視点があります。日本では一般的に患者さんより家族の意向が尊重されがちですので上述のような説明をまずしましたが、もちろん家族の意向も大切です。あまりお金がないのに「高級な高齢者施設で死にたい」とか、家族がフルタイムで働いているのに「24時間家族に介護してほしい」とか、しまいには「ハワイで死にたい」みたいな、およそ実現困難

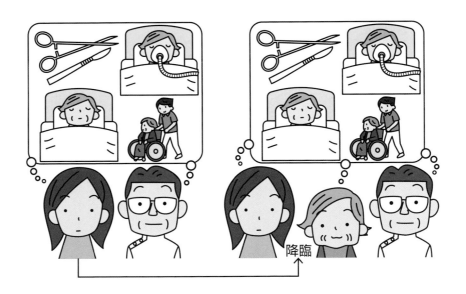

降臨

な無理難題を述べていたときに、患者さんの意向だからといってそのまま反映させるわけにはいきません。通常、患者自身が意見を述べられる場合は、本人、家族、医療者の3者で協議して方針を探っていくことになると思います。それと同様に、憑依したイタコ、素の家族、医療者の3者があたかもそこに居合わせているかのように話し合いを展開させるのがよいでしょう。

❷ ACPにおける代理決定者とは

　皆さん日常診療で「キーパーソン」という言葉をよく使うと思いますが、ACPにおける代理決定者はキーパーソンとはちょっと違うものになります。キーパーソンは、「患者を診療するにあたり文字通りキーになる人」で、「患者のことについて話すときの窓口になる人」です。診療しているなかで、医療者があの人がキーパーソンだと認定することが多いです。

　それに対して、代理決定者は、「もしものときに誰に自分の医療や介護を代理に決定してほしいか、患者が指名した人」になります。誰にイタコになってほしいか、医療者ではなく患者自身に指名してもらいます。キーパーソン＝代理決定者となることが実際には多いですが、ちゃんと確認が必要です。一緒に暮らしている長男とは実は不仲で離れている次男を指名するかもしれません。また、個人ではなく、娘三姉妹たちでとか、長男夫婦でなど、複数人を指名することもあります。

　ただし、日本では代理決定者を指名したとしても法的拘束力がありません。疎遠な家族よりも近所の友人を指名したり、身寄りがないために主治医や頼りにするヘルパーさんを指名するなど、法的に本来優先されるであろう肉親が指名されなかった場合には注意が必要です。その理由をしっかりと患者さんに確認し、関係する人たちに考えをin advanceに（事前に）共有する努力が求められます。

　また、代理決定者として指名された人は、いざというときにイタコになりきって代理意思決定ができるのかとプレッシャーに感じる場合があります。相談員はそんな代理決定者の心情にも意

識して、裁量権の幅を明確化するようにし、プロセスとして今後も話し合いを進めていくことを患者と代理決定者双方に説明をするとよいでしょう。

ACPのあるある困難事項も望月のイタコ理論で解決!?

❶ ACPをどうやって他施設と共有するか問題

診療所で頑張ってACPしても、それが後方病院でちゃぶ台返しされてしまったというお話し、よく聞きますよね。ACPで話し合った内容をどう他施設スタッフに引き継ぐか、重要な課題です。診療情報提供書や看護サマリーに記載して引き継がないといけないのではないか。はたまた地域全体で共通のフォーマットを用意しないといけないのではないか。せっかく文書にしても法的拘束力がないから意味がないのではないか。これらの言葉はADとACPを混同してるからこそ発せられるものでもあります。

ACPでは代理決定者がイタコとなって本人になり代わって意思選択をすればよいのです。ADのように文書でやり取りをする必要はりません。例えば、手術を受けたくないということを表明していた患者さんが、病院に搬送され、家族が手術を勧められて実施することになったとしましょう。ADだけだと手術したくないという意思をちゃぶ台返しされたということになります。しかし、憑依したイタコが手術に納得し同意をしたのであれば、特別な文書によるフォーマットがなくても本人の想いは引き継がれたということになります。

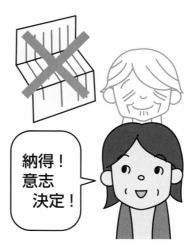

納得！
意志
　決定！

❷ 医療的説明が難しい問題

人工透析とは何か、胃ろうとは何か。どういうメリットがあり、どんなデメリットがあり、導入するとどんな生活が待っているか。それを非医療者に説明し、正しく理解をしてもらったうえで、将来受けたいかどうか希望を聞くのは大変難しいです。正確に説明しようとしたらそれぞれの治療項目について30分以上かかってしまうでしょう。

ところが、ACPは個人的価値観、人生の目標、将来の医療に関する趣向を理解し共有しようとするものです。そう、医療については趣向を聞くだけです。はっきりと事前に選択してもらう必要はありません。これまで身近な人がその治療を受けたことがあってすでに十分な知識があり、希望する・しないという意思が明確にある場合は、希望を聴取するのもよいでしょう。あるいは、近いうちに確実に透析や人工呼吸器装着など特定の治療が必要になることが見込まれる場合は、主治医から説明と同意を得るのがいいでしょう。そうでなければ無理して説明してまで希望を聞く必要はありません。「何が何でも孫の結婚式まで生きたい」と宣言している人であれば

多少侵襲的な治療も希望するでしょう。「もう長生きはいい、自然のままがいい」と話している人であれば、意思を述べられない状態になってもなお人工透析や胃ろうを希望するとは思えません。長生きや侵襲的治療への考え方など軸となる考え方、根本を押さえておけば、大枠を外すことなくイタコとなって振舞うことができます。代理決定者がイタコになれる準備だけをしておけばいいのです。

❸ 死ぬ話はタブー問題

「死ぬときのことを仮定するのは縁起でもないと敬遠されてしまう」、「患者さんに死を想像させるのが心苦しい」と、医療者がACPの提案を躊躇することがあると思います。しかし、ACPはイタコになるための準備をするプロセスであり、個人的価値観、人生の目標、将来の医療に関する趣向について話し合うものです。死ぬときのことをダイレクトに想像させて聞くものではなく、何を大切に生きているか、長生きするために侵襲的治療をどう考えるかなど、残された人生をどう生きるかを中心に聞きます。

それでも提案するタイミングや患者のキャラクターによっては、「自分が重篤な病気になったからそんな提案をするのではないか」と思いこんでしまう人や、逆に本心とは裏腹に「いつ死んだってかまわない」と茶化してお話しされる人もいるでしょう。ACPとは何か、そして、患者さん自身にとっても、代理決定者となる人にとっても大変意義深いプロセスであるということをしっかりと説明してからACPを始めるようにしましょう。

まとめ

いかがでしたでしょうか。「ACPは、代理決定者がイタコになる準備をするプロセスである」、その意味が理解できたと思います。患者さんの希望を自分たち医療者が把握することで満足されるケースがあります。しかし、その後、患者さんが意見を述べられない状態となって方針を決めなければいけないとき、必ずしもプロセスをともにしてきた医療者がその場に立ち会うとは限りません。文書があってもそれだけで家族の話を聞かずに緊急処置する・しないが決定されることは少ないでしょう。どんな複雑な状況でも代理決定者となる人がしっかり患者さんの意見を述べられるように、患者さんの軸となる考え方を理解してイタコになる準備を促しましょう。

引用・参考文献

1）Wikipedia. イタコ. https://ja.wikipedia.org/wiki/%E3%82%A4%E3%82%BF%E3%82%B3. Published 2021. Updated 2021/01/06. Accessed 02/19, 2021.
2）Sudore RL, Lum HD, You JJ, et al.：Defining Advance Care Planning for Adults：A Consensus Definition From a Multidisciplinary Delphi Panel. Journal of pain and symptom management. 53（5）：821-832. e821, 2017.
3）A controlled trial to improve care for seriously ill hospitalized patients. The study to understand prognoses and preferences for outcomes and risks of treatments（SUPPORT）. The SUPPORT Principal Investigators. Jama. 274（20）：1591-1598, 1995.
4）ACP推進に関する提言. 2019.
5）Quality AfHRa. Japan Association for Development of Community Medicine Practice Based Research Network. https://pbrn.ahrq.gov/pbrn-registry/japan-association-development-community-medicine-practice-based-research-network. 最終閲覧日 2020年5月10日.
6）望月崇紘：地域医療振興協会には、地域の最前線での診療と世界最先端の研究を両立できる環境がある. 2020. https://jadecom-special.jp/articles/interview/18/. 最終アクセス日 2020年5月15日.
7）Mochizuki T.：JADECOM-PBRN Kick-Off Meeting. 地域医学、32（9）：783-788、2018.
8）Nishimura M.：Advance Care Planning in primary care clinic. 地域医学、32（12）：1141-1142、2018.
9）望月崇紘：（第1回）JADECOM-PBRN集会 やってみようアドバンス・ケア・プランニング. 地域医学. 33（9）：765-768、2019.
10）望月崇紘：地域診療所におけるコメディカルスタッフ主導のアドバンス・ケア・プランニング（ACP）の実行可能性. 2020.

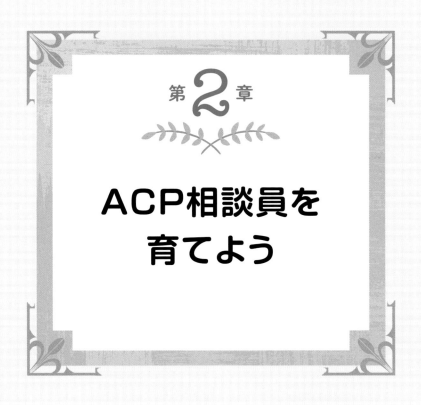

第2章

ACP相談員を
育てよう

はじめに

　地域医療振興協会（以下、当協会）は、2018年夏にJADECOM-PBRNを発足し活動を始めました。JADECOMとは、地域医療振興協会Japan Association for Development of Community Medicineの略であり、PBRNとはPractice Based Research Networkの略で、プライマリ・ケア外来を中心とした臨床研究のネットワークです。高度医療機関ではない、実臨床ベースの研究を行うことを得意とし、全世界で200近くのネットワークが形成されています。当協会では、当時オレゴン健康科学大学のリサーチフェローをしていた望月医師が代表となり、まず、地域の診療所でACPを導入するための臨床研究を始めました。

　なぜ、ACPの研究から始めたのかというと、診療所の多くの医師が、地域の診療所だからこそACPが必要だと感じているが、しかし、医師だけでは普及させることに限界があると感じ、コメディカルスタッフによるACPの実践が可能かどうかという研究を行うことにより、地域の診療所で働く職員全員がACP相談員として活躍できることを目指したからです。

　この研究をきっかけとして、ACP相談員を養成するための研修に取り組んだので、私たちの取組みが参考になればと思い、ACP相談員養成のための研修をご紹介します。

ACP相談員のインタビューガイドであり、患者の想いをつなぐACPリレーシートの作成

　厚生労働省（以下、厚労省）が、2018年に行った「人生の最終段階における医療に関する意識調査」[1]の結果によると、66％の人があらかじめ自分の治療やケアについての希望を書面に記載しておくことについて賛成している一方で、8％の人しか、実際に自分の治療やケアについての希望を書面に記載していませんでした。つまり、患者の想いを代理決定者だけでなく、医療者につないでいくためにも書き残すことも重要です。そこで、患者の想いを聞くためのインタビューガイドとなり、かつ患者の想いを書き留められ、それを代理決定者や関係する医療者などにつないでいくための用紙を作成し、その名称をACPリレーシートとすることにしました（資料1、p.35～40を参照）。なぜ、リレーシートという名称にしたかというと、患者さんの想いを、代理決定者だけではなく、医療機関や患者さんを取り巻く人々とリレーしていくためのシートだからです。

　ACPリレーシートの作成にあたっては、厚労省の「平成29年度厚生労働省委託事業、人生の最終段階における医療体制整備事業」で神戸大学が作成したもの[2]を参考にしながら、地域医療振興協会の独自の視点で作成しました。

　作成にあたっては、以下の内容を念頭において、何度も検討を重ねました。

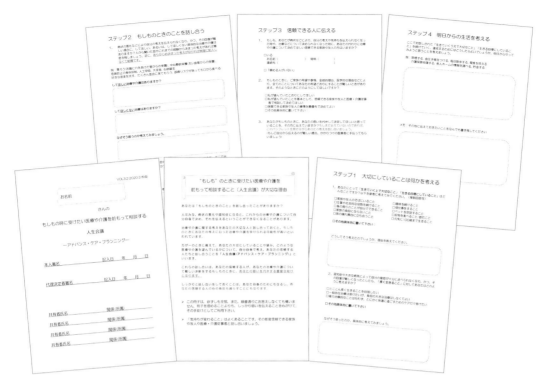

資料1　ACPリレーシート

● 地域医療機関の患者像を考慮し、高齢者にもわかりやすい表現にする。

● 短時間でも必要なことが確認でき、患者さん一人でも、実施できる。

● ACP相談員がそこに書かれていることを理解し、イメージでき、患者に説明できる内容である。

その結果、次のようなACPリレーシートの構成ができました。

ACP相談員は相談会の際には、これをもとにして患者さんの想いを確認していきます。

❶ ACPリレーシートの構成

表紙には、「○○さんのもしもの時に受けたい医療や介護を前もって相談する人生会議—アドバンス・ケア・プランニング—」と大きく入れ、誰のACPに関するものなのか、すぐにわかるようにしました。そして、ACP相談会をした日付と患者本人の署名を入れる欄と、代理決定者がこの内容を確認した日と署名を入れる欄を設けました。また、どんな施設の誰がこの内容を共有しているのかがわかるように、共有者氏名欄と施設名をいれる欄も設けました。次に、ACPとは何か、なぜ必要かという説明を入れ、これを理解してもらってから4つのステップをふんでACPについて考える構成にしました。

1）ACPとは何か、なぜ必要か

　ACP相談に入る前に、ACPとは何か、なぜ必要かということを、患者さんに十分に理解していただく必要があります。この理解が不十分だと、患者さんご自身が今後の自分のことを真剣に考えることができません。ACP相談員がここに書いてある内容をしっかりと説明することで、患者さんも納得してACP相談会に参加できると思います。

　ここには、"もしも"のときのことを話しあっておくことで、自分で想いを伝えられなくなったとしても、自分の考えに沿った治療や介護を受けられる可能性が高いことや、自分に代わって治療や介護について難しい決断をする家族の助けになったり、負担を減らしたりすることができることなどを書いています。また、冊子を埋めることよりも、しっかり想いを伝えることを心がけ、その手助けとして利用してほしいとことも書いています。そして、最も重要なことは、「気持ちが変わること」はよくあることであり、そのつど信頼できる家族や友人や医療・介護従事者と話し合うことが大切ですと強調しました。

　ACPとは何か、なぜ必要かということを、患者さんにも十分に理解していただいてから、想いを聞くステップに入ります。

2）4つのステップとは
- ●ステップ1　大切にしていることは何かを考える
- ●ステップ2　もしものときのことを話し合う
- ●ステップ3　信頼できる人に伝える
- ●ステップ4　明日からの生活を考える

❷ 4つのステップの意図

　ACP相談会でこのACPリレーシートを活用しながら説明していくという前提で、内容についてご紹介します。

ステップ1　大切にしていることは何かを考える

　ステップ1は、大切なこと、目標、長生きへの考えなど、概念的で抽象的なベースの考えを聞くステップです。

　「生きるのに大切なこと」「目標にしていること」は何か、そして、「長く生きること」に対する価値観などを確認します。どちらも、いくつか項目をあげており、それを見ながら自分の想いはどうなんだろうと、考えることができるようにしています。また、なぜそう思うのか、という理由が大切ですので、必ず理由も考えるようにしています。

ステップ2　もしものときのことを話し合う

　ステップ2は、ステップ1で聞いたことをベースに、"もしも"のときになった場合のことをより具体的に踏み込んで聞いていくステップです。

「してほしい治療や介護」「してほしくない治療や介護」について、具体的に確認します。具体的な考えがなければ、いくつか治療の例をあげていますので、それを活用して想いを確認してもよいと思いますが、無理に答えを求める必要はありません。

次に"もしも"のときになった場合の長期療養の場として希望する場所も確認します。こちらも療養の場として希望する場所の選択肢をあげていますが、具体的な考えがないかもしれませんので、「その時の自分の状況に合う場所に決めてほしい」という選択肢を入れています。これは、代理決定者の裁量権を与える選択肢です。患者にはこのような想いがあるということを代理決定者が知ることで、代理決定者の精神的負担を軽減することができます。

ステップ3　信頼できる人に伝える

ステップ3は、代理決定者は誰なのか確認し、そして、"もしも"のときに代理決定者にどのようにしてほしいのか、その裁量権を確認するステップです。

ACP相談会には代理決定者が一緒に参加しているかもしれませんが、どのような役割があるのか十分に理解できていないままに参加している可能性もあります。そのため、代理決定者にはどういう役割があるのか、その役割を果たす覚悟や準備ができているのかなど、丁寧に確認する必要があります。患者さん自身も、自分の想いをはじめて言葉にしている場合もあるので、ステップ1や2で確認した患者さんの想いを、代理決定者がどのように受けとめたのか確認し、代理決定者がしっかりとその想いを受けとめて、「イタコ」になる準備をしてもらう必要があります。

そして、"もしも"のときに、全てのことについてあなたの希望どおりにすることが難しいとき、どのようにしてほしいのか、代理決定者の裁量権を確認します。すぐには答えがでないかもしれないので4つの選択肢を設けました。そのうちの2つは次のようになっています。

☐ 私が望んでいたことを基本として、信頼できる家族や友人と医療・介護従事者で相談して決めてほしい

☐ 信頼できる家族や友人の事情を最優先で決めてよい

代理決定者にとっては本人に代わって意思決定することは非常に責任重大であり、もしかしたら負担に感じることもあるかもしれません。患者さんのこの想いに、代理決定者が「イタコ」として応えるためには、一度きりのACP相談会では十分ではないかもしれないので、ACPリレーシートを見ながら、患者さんと代理決定者で何度も見直していくことが大切です。

相談会に代理決定者が同席していない場合は、ステップ1や2の内容を振り返りながら、"もしも"のときに、全てのことについて希望どおりにすることが難しいとき、代理決定者にはどのようにしてほしいのか確認し、その内容を信頼できる人、つまり患者さんが代理決定者としたい人に伝えてみましょうと話します。

ステップ4　明日からの生活を考える

ステップ4は、患者さんが明日からの生活をどうすべきか、何か変えるべきことはあるのか、考えるきっかけをつくるためのステップです。従来のACPに関連したパンフレットやACP本な

どにはない新たなステップとして追加しました。ステップ3までに、"もしも"のときのことを中心に患者さんの想いを聞きますが、"もしも"のときの想いがかなえられるようにするために、何をすべきかを一緒に話し合ってこそ、私たち医療職がACP相談をする意義があります。

そのポイントは、以下の2つです。

> ● 健康状態を振り返り、明日からの生活を考える
> ● 生活環境を振り返り、明日からの生活を考える

たとえば、「自分のことは自分でしたい」「誰の手も借りたくない」「住み慣れた自分の家でずっと暮らしたい」という想いがあったとしても、多くの生活習慣病をかかえながら、健康行動をまったくしていなかったとしたら、果たして、その想いはかなえられるでしょうか。本稿でケースを紹介してくれた診療所がある地域は高齢化が進んでおり、いざという時に入院できる病院も近くにはない状況です。訪問診療や訪問看護や介護が十分に受けられるかどうかも、地域によって異なります。

また、家族の介護負担を考え、高齢者施設に入るつもりであれば、高齢者施設に関して知っておく必要があります。高齢者施設にもいろいろありますし、入りたいときにすぐに入居できるわけではありません。自宅の近くにあるのか、費用はどのくらい必要なのか、介護サービスはどんなものがあるのかなど、来るべきときに備えて準備をしておく必要があります。また、自宅で暮らしていくために、自宅で生活しやすいように住宅改修をしたいと考えていても、介護保険の申請をしていなければ、補助金も使えませんし、本来受けられるケアも受けることができません。

住民の多くは、住み慣れた地域で最期まで暮らしたいと思っているかもしれないからこそ、住民の人生に長くかかわっている地域医療機関こそが、ACP相談を行い、"もしも"のときには、その想いを代理決定者とともにつないでいくことと、"もしも"のときまで、地域住民がその人らしく身心ともに豊かな人生を過ごすことができるように、日々の健康や生活環境の改善を支援していく必要があります。

そのために、明日からの生活をどうすべきか、何か変えるべきことはあるのか、患者さんが考えるきっかけをつくるためにこのステップを追加しました。この内容を確認したら、私たちは、必要な社会福祉資源に関する情報提供を行うとともに、患者さんが健康行動に向かって行動変容できるように、行動理論を理解し、それを活用しながら、支援していく必要があります。

以上が、ACP相談員のインタビューガイドであり、患者の想いをつなぐACPリレーシートの説明ですが、あまり慣れていないACP相談員でも、スムーズに進めていくことができるようにガイドも作成しました（資料2、p.41〜48を参照）。ACPリレーシート活用ガイドには、相談会の際の会話例やそのときのポイントなども盛り込んでおり、シミュレーショントレーニングにも役立ちます。ACPリレーシートとそのガイドは、本章の最後に全文をつけていますので、ぜひご活用ください。

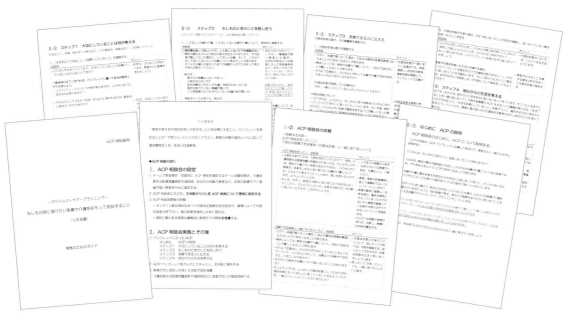

資料2　ACPリレーシート活用ガイド

ACP相談員養成研修プログラムの概要と実施方法

次に、このACPリレーシートを活用してACP相談を実施していくためのACP相談員養成研修についてご紹介します。研修の内容は以下の3つです。

①ACPとは何か、なぜ必要かを理解する。
②ACPリレーシートに沿って、模擬相談会を開催する。
③研修全体を振り返り、課題を見出す

表1にプログラムの概要を示します。
では、実際にどのように実施するのかご紹介します。

❶ ACPとは何か、なぜ必要かを理解する

60分程度の講義で、望月医師が第1章で紹介している内容になります。ACPで大切なことは、自分で意思決定できなくなった時に、どのような医療やケアを受けたいのか、あらかじめ代理決定者と話しておくということで代理決定者の役割は重要です。望月理論では、ACP相談会をするということは代理決定者がイタコになる準備をするということになります。また、代理決定者がもしものときにイタコになるために重要なことは、患者の価値観をよく理解しておくことです。

つまり、どうしたいか、だけではなく、なぜそうしたいのか、をよく確認することです。ACP相談員は、これをよく理解したうえで、ACP相談会に臨む必要があります。研修会前に厚労省の「人生会議してみませんか」※というサイトを見ておくことを勧めておくのもよいと思います。

※https://www.mhlw.go.jp/stf/newpage_02783.html

表1　ACP相談員養成研修　プログラム

内容	時間
開会　研修の意図や内容の説明 　　　　参加者の自己紹介	15〜20分程度
講義：ACPとは何か、なぜ必要かを理解する 　　　　第1章　ACPとは参照	60分程度
オリエンテーション 　コミュニケーションにおける注意点を説明 　患者像の説明 　ロールプレイの実施方法の説明	20分程度
相談会提案のロールプレイ 　ACP相談会をしませんかと声をかけ、ACPに関する説明を行う 　代理決定者の確認を行い、相談会の日程を提案する	30〜40分程度
ステップ1と2のロールプレイ 　**ステップ1**　大切にしていることは何か考える 　**ステップ2**　もしものときのことを話し合う 　　人生で大切にしていること、目標にしていること、その価値観などを確認する 　　それをふまえて、"もしも"のときに、受けたい治療や介護、受けたくない治療や介護 　　について、その理由とともに確認する	45〜60程度
ステップ3と4のロールプレイ 　**ステップ3**　信頼できる人に伝える 　**ステップ4**　明日からの生活について考える 　　代理決定者を確認し、その役割を説明することにより、代理決定者の自覚と準備を促す 　　代理決定者の裁量権を確認する 　　人生で大切にしていること、目標にしていることが続けられるように、明日からの生活 　　を一緒に考える	45〜60程度
講義：健康行動理論を理解し、「明日からの生活」を支援する 　　　　第5章　行動理論や技法を上手に使ってアプローチしよう　参照	30分程度
意見交換とまとめ 　研修を通して感じたことについて、意見交換し、ACP相談をするうえで大切なことを確認する	20〜30分程度

（表内左側に縦書きで「やってみようACP相談」「模擬相談会の実施」の記載あり）

❷　模擬相談会の実施　「やってみようACP相談会」

　講義の後に、患者さんにACP相談をしませんかと声をかけて、実際にACP相談会をするという模擬相談会をやってみます。最初にコミュニケーションの注意点やロールプレイで実践する患者像、ロールプレイの実施方法などを説明します。その後、実際の相談会を想定して、場面ごとにロールプレイを行います。

1）コミュニケーションの注意点

　コミュニケーションの注意点とは、以下の4つです。

1．侵襲的でない表現を行う。

2．相手の表情や反応を見て、時には、相談を進めることよりも、ゆっくりと待つ。

3．急いで答を出さずに、保留にしてもよい。

4．相手の言葉を反復し、思いを受けとめたことを伝える。

　どのような場面でもこの注意点を忘れずに行うことが重要です。

　もしものときの話をするというのは、時として「死」を連想させる場合があり、このことを話

すことによって自分の状況を悲観的に捉えたり、今後のことを前向きに考えられなくなったりする場合があります。高齢ではあるが、まったく身体状況に問題がない人、最近、入院して重篤な状態になったが、何とか退院できた人、脳梗塞により半身麻痺になった人、自分の身近な人が意識がなく、寝たきりの状態になっている人など、ACP相談をしましょうともちかけた患者さんを取り巻く環境はさまざまであり、普段から地域で看ている人でも、わからないこともあるかもしれません。ですから、侵襲的でない表現というのは、明らかに自分に起きることというよりも、もしかしたら起きるかもしれない仮定のこととして考えられるような表現をするということです。そして、そのような話しをしたときには、相手の表情や反応を敏感に捉え、話を先に進めることよりも、相手の感情に対して配慮することが重要です。

　ACPリレーシートを埋めることが目的ではないので、状況によっては、ゆっくりと話せるようになるまで待つことや、結論を出さずに保留にすることも必要です。例えば、せっかく診療所まで来ていただいたので、この機会に患者の想いをすべて聞かなくてはならないと意気込んで実施してしまうと、本来のACP相談の意味を失ってしまいます。「そんなことは考えたこともなかったので、わからない」という答えであったとしても、そのことに患者さんが気づくことが大切です。また、相手の気持を理解し、受けとめたということを示すために、反復することも重要です。誰しも認められたい、わかってもらいたいという承認欲求をもっています。皆さんも、自分の想いをわかってくれた、受けとめてもらったと思うと、もっと思いを話したくなるのではないでしょうか。このようなコミュケーションの注意点を常に頭においておく必要があります。

2）ロールプレイの患者像

　患者像は、研修受講者が普段かかわっている患者像にするとイメージしやすいと思います。あまり細かく設定する必要はありませんので、年齢、性別、家族構成、病歴、介護度や自立度などを設定しておきます。病歴や介護度の設定、家族構成などにより、その患者さんに今後起こり得る治療や介護のイメージがつくようになります。

3）ロールプレイの方法
〈配役の設定〉

　実際のACP相談会を想定すると、ロールプレイに必要な配役は、患者役、ACP相談員役、医師役、代理決定者役、そしてロールプレイを客観的にみる観察役などですが、人数が少なかったり、時間があまりなかったりする場合は、ACP相談員役と観察役、患者役の3役でよいと思います。また、おすすめの方法は、患者役は研修企画者が行うことです。つまり、受講者はACP相談員役と観察役となり、どちらも交代して実施しますが、患者役にはならないということです。なぜこのような方法がよいかというと、患者役を1人にすることで、常に同じ相手にロールプレイを実施しますので、実際の場面と同じようにできます。

　また、受講者がACP相談員役と患者役を交互に実施したりすれば、何を話したか混乱することもありますし、うまく患者役になり切れないこともありますので、ACP相談員のシミュレー

ショントレーニングという意味では、事前に患者役をつくっておいたほうがよいかと思います。

　ただし、ACP相談員役が2人はいますので、患者役の想いは2通り想定しておくとよいと思います。ただ、受講生が患者役をしないことで、患者の立場の経験ができないというデメリットもあります。そのぶん、観察者として客観的に相談の様子を見てもらい、自分が患者だったらと考えることができるようにするとよいと思います。

　受講生の人数が多い場合は、企画者側が患者役をするには人員が不足する場合がありますので、その場合は受講生が患者役を行いますが、ロールプレイの際に常に同じ患者役の人とACP相談ができるように調整するとよいと思います。

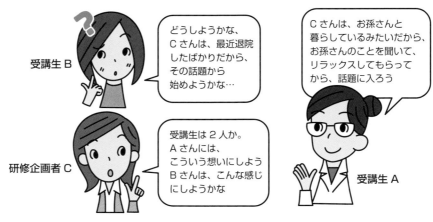

ロールプレイの準備：役作り

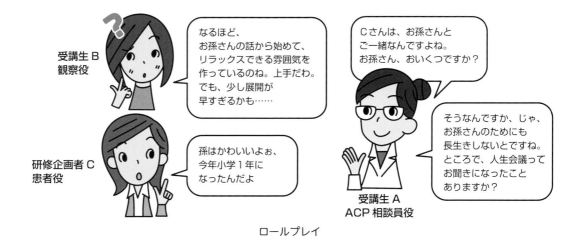

ロールプレイ

〈ロールプレイの進め方〉

　ロールプレイは、アプローチの場面、ステップ1と2の場面、ステップ3と4の場面の3つの場面に分けて行います。もちろん、それぞれのステップごとに実施してもよいと思いますが、それぞれのステップはつながりがあったり関連があったりするので、これまでのシミュレーション

トレーニングの経験から、ある程度まとめて実施したほうがよいと思います。

　進め方は、以下のように場面の説明、役作り、ロールプレイ、振り返りという順番で行います（表2）。

　場面の説明は、ACPリレーシート活用ガイドに沿って行いますので、そちらを参考にしてください。私たちの研修では、それぞれの場面で模擬ビデオを作成しました。それぞれ3〜5分程度で構成しました。模擬ビデオは完璧なものにする必要はなく、むしろ少し反省点が残るくらいにしておいたほうが、場面の解説をする際によいと思います。

　役作りとは、ACP相談員として何を話していくか、相手の状況を考えながらシミュレーションしておくということです。何事も準備が大切で、何の練習も想定もなく、初めてのことを実施するとよい成果を生みませんので、まず役作りを行います。ACPリレーシートに書いてみるのもよいと思いますので、どの場面も5分程度あったほうがよいと思います。

　ロールプレイは実際のACP相談を想定すると、4つのステップを実施したとして、30分前後になるかと思いますので、1つのロールプレイは6〜7分程度とるとよいと思います。相談員役をする人が2人いれば、2倍の時間を設定しておきます。役作りの際にシミュレーションした内容に沿って話を進めていきます。観察役の人は、客観的にACP相談員役の説明内容や表情、態度などを観察し、同時に患者役の人の表情や言葉も観察します。

　振り返りは、ACP相談員役のどのような点がよかったか、どんな話し方が有効だったか、反対に改善すべき点は何か、など、コミュニケーションの注意点を基準にしながら、患者役、観察役が話し、ACP相談員役もどのような点が難しかったか、よかったかなど、自分を振り返ります。どのステップも5分程度とるとよいと思いますが、患者役や観察役は、ともに患者の立場になり切り、客観的に正直に意見や感想を述べてあげることが重要だと思いますし、最も大切なことは、よかったことを先に話して大袈裟かなと思うくらい褒めてあげてから次に改善すべき点を述べるということです。

　例えば、自分の欠点をいろいろと言われた後に、でも、こんなよいところもあるからね、と後でよいところを言われても、欠点を指摘された次点で少し落ち込んでしまい、次の褒め言葉が入ってこない、という経験はないでしょうか。先に褒め言葉を聞いていれば、その人の次の言葉は、たとえ欠点を指摘する内容であったとしても気持ちよく受け入れることができるのではないでしょうか。人は褒められると誰しもうれしいものです。

表2 ロールプレイの順序

場面の説明	それぞれの場面の説明 場面ごとの模擬ビデオの上映 模擬ビデオの解説
ロールプレイ	役作り ロールプレイの実施 ACP相談役が2人いれば、交代して実施する
振り返り	観察者、患者役、相談員役　それぞれに感想を述べる

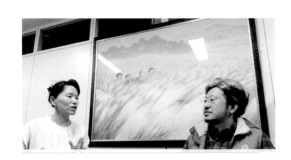

❸ 研修全体を振り返り、課題を見出す

　ここでは、自分のグループ以外の人たちの意見を聞く時間です。自分のグループだけではわからなかった意外な感想などもあるかもしれません。他の人のロールプレイを見ることで、それを自分の体験として捉えることにより、自分のシミュレーショントレーニングにもなりますが、すべてのロールプレイを見ることはできないので、全体のふり返りで、他のグループの意見を聞くことで、代理体験をすることができると思います。初めての体験では、必ずしも成功体験をするわけではありませんので、自分と同じように他の人も困難感や不安を感じているんだ、ということを知るだけでも十分な成果になります。

　ロールプレイは、知っている者同士では、案外やりにくいかもしれません。でも、事前の準備というのはとても大切ですので、このような研修会では、講義を聞くだけではなくシミュレーショントレーニングとしてロールプレイをすることはとても重要です。

　当協会のヘルスプロモーション研究センター長である中村医師から、次のような中国の故事に由来する英語のことわざを教えていただきました。

> What you hear, you forget.
> What you see, you remember.
> What you do, you learn.

　私なりの解釈ですが、百聞は一見に如かず、さらに、実践することはもっと重要であり、実践してみることで自分のものになり、実践を繰り返していくことが成果につながると思います。研修でシミュレーションをした後は、例えば、同じ施設の職員に対して、シミュレーションではなく、実際にACP相談をお互いに実践してみると自分も患者の立場を体験できます。その時に、自分が"もしも"のときになった場合に、誰に何をどのように伝えたいか、考えるよい機会になります。その後は、自分の家族に実践してみたりするとよいでしょう。何かのきっかけがないと家族とこのような話をするのは難しいかもしれませんが、研修を受けたと言えば実施しやすいと思います。

　このように、いろいろなところでシミュレーショントレーニングをしておけば、実際の患者さんに実践するときはきっと自信をもってできると思います。患者さんの想いはさまざまですし、対応もさまざまです。ACP相談員として不安をもちながらも、ACP相談を繰り返し実施することで、自分なりのACP相談のあり方を身に着けていくことができるのではないでしょうか。

地域でACPを継続していくための取り組み

　当協会では、相談員個人を研修するだけではなく、ACP相談チーム養成研修も実施しています。目的は、「地域の特性や施設の実態をふまえて、地域に必要なACPを普及させるための施設内チ

ームを養成する」ことです。また、研修を行うにあたり、研修企画メンバーで、なぜ地域の医療機関でACPが必要なのか、当協会のACPとは何を意味するのか、を十分に議論しました。その結果、ここで言うACPとは、「終末期における治療やケアに対する患者の価値観を明らかにし、家族とともに共有するプロセスであると同時に、それぞれの価値観に寄り添いながら医療者として患者の生活の質を高め、満足度の高い人生を送れるよう専門的な支援をするプロセスでもある」と仮に定義することにしました。

　対象は、当協会の診療所および小・中規模病院のプライマリ・ケア診療等にかかわる職員とし、施設内の多職種チームで参加することを条件としました。なぜ、チームで参加することを条件にしたかというと、JADECOM-PBRN事業におけるACP研究の際に、チームで取り組む重要性を再認識したからです。施設内チームとは、医師・看護職・リハビリテーション職・介護職・ケアワーカー・事務職など、施設に所属する多職種で構成することが望ましいとしました。

　方法は、すべての研修を『Microsoft Teams』を活用したオンライン研修としました。オンライン研修にした理由は、COVID-19感染拡大により集合することが困難であったことと、当協会の施設の多くは交通の便がよくない過疎地域にあるので、どんな施設にいても充実した研修が受けられるようにしたかったからです。

　「地域の特性や施設の実態をふまえて、地域に必要なACPを普及させる」ことができるチームを養成するためには、研修会の回数は1回では難しいと考え、4回の研修を行うこととしました。

　4回の研修目的や目標、プログラムを表3に示します。

表3　ACP相談チーム養成研修プログラム

	1回目	2回目	3回目	4回目
時間	4時間	3時間	3時間	3時間
ねらいや目的	ACPに関する理解を深めるとともに、必要性を認識し、自分たちの地域で普及させたいという動機づけを行う。	各施設のACP相談の方法を確認し、問題点の把握、改善策の検討を行い、本実施ができるようにする。	地域に必要なACPを普及させるため課題の明確化を行ない、解決策の検討を行う。	施設ごとの取組み内容を確定し、定着化を図る
	ACPに関する知識や認識の向上 実践に役立つ情報の共有 チームビルディング チーム間の交流	ACP相談の方法の共有 改善策の検討 専門的な支援の在り方の理解	ACP普及のための課題の明確化 改善策の検討	定着化に向けた課題の明確化 改善策の検討
内容	①本研修会の目的の説明 ②講義：ACPとは何か、なぜ必要か ③やってみようACP相談　模擬相談会の実施 　オリエンテーション 　ロールプレイの実施 　振り返り 　表1　ACP相談員養成研修プログラムに準じた内容で行う ④今後のスケジュール説明 参加チームは、自施設の地域の特徴に合わせたACPの在り方や導入方法を検討し、次回の研修会までに何回か実践してみる。導入方法や実施状況を所定のフォーマットに沿って作成し、期日までに所定の場所に提出する。 ※施設ごとに相談担当者を決め、支援していく。	①参加チームの導入計画の概要と実施状況の報告 ☆所定のフォーマットに沿った報告書を作成し、発表 ②グループワーク：計画に関する意見交換 ☆3～4チーム程度を1グループとして実施 　課題の明確化と解決策の検討 ③チームごとにACP導入方法の再検討 ④グループワークの結果を全体会で報告	①各施設の実施状況の説明 ※医療者として患者の生活の質を高め、満足度の高い人生を送れるような専門的な支援として、どのようなことを実践したかも含めて報告する。 ②グループワーク：各施設の状況について、意見交換 ☆3～4チーム程度を1グループとして実施 　課題の明確化と解決策の検討 ※グループアドバイザーが、専門的な支援に対するフィードバックを行い、参加者の自己効力感をあげるとともに、どのような支援があるのかというアドバイスも行う ③グループ発表と全体質疑：計画の全体共有	①各施設の実施状況の説明 ※医療者として患者の生活の質を高め、満足度の高い人生を送れるような専門的な支援として、どのようなことを実践したかも含めて報告する。 ※前回の研修会で改善した内容とその成果なども入れる ※グループワークではなく、施設ごとに発表し、質疑応答を行う。 ②意見をふまえ、施設ごとに取り組み宣言をする→修了証の発行（施設に対して発行する）

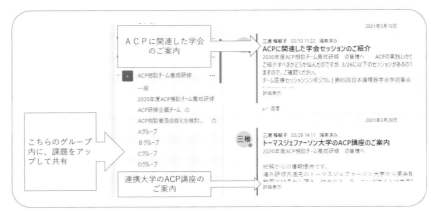

図3 『Microsoft Teams』を活用した情報共有や情報提供

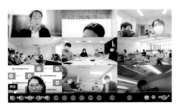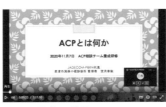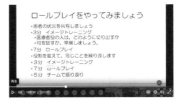

図4 『Microsoft Teams』によるオンライン研修の様子

　開催の間隔は、1回目と2回目は、モチベーションが下がらないように間隔を空けずに行い、3回目と4回目は、ある程度の実践を行ってもらうために、少し間隔を空けました。研修会以外の時間でも、『Microsoft Teams』の機能を活用して、オンライン上で意見交換したり、他施設で使用しているものを参考にできるように、Teamsにアップしたりしています（図3）。

　1回目は、先ほどご紹介したACP相談員養成プログラムに沿って行い、最後にチームでどのように実施していくかという計画を立てる時間をとります。

　実施計画の立案には、以下の内容を盛り込みます。

〈ACP相談を実施する目的〉
　・地域の特性や所属施設の特徴などをふまえて、目的を明確にする。

〈実施方法の詳細〉
　・どのような対象者にどのような方法で、誰が実施するか（5W1H）。
　・チームメンバーの役割分担や、チーム内の情報共有はどのようにするか。
　・地域との連携はどうするか。

　そして2回目までに少しでもいいので実践してもらい、2回目研修会では、上記の内容に加えて以下の内容を入れて発表します。

〈結果〉
　・チームで行った会議の回数、1回の時間、内容など（簡単に）

- ・1回目研修以降に実施したACP相談の実施数
- ・実施から見えた改善策
- ・継続して実施するための課題など

〈その他〉
- ・施設全体への周知はどのようにしているか
- ・ACP相談にかかる時間は、どのようにつくっているか？　時間外となるのか、時間内にできるのか
- ・実施過程のなかで困ったことや、困難だと感じたこと
- ・他チームに質問したいことなど

　発表内容のルールを一定にすることにより、他のチームの取り組み状況が理解しやすく、自分のチームとの比較もできます。他チームへの質問もしやすくなりますし、自分のチームに対する意見も出ると思います。また、研修企画メンバーもファシリテートが容易にできます。このような意見交換の結果から改善策を考えて、次の研修までにそれをふまえたACP相談を実施し、3回目、4回目と同じことを繰り返していきます。聞いただけで終わってしまうと、学びにつながりませんので、参加型の研修になるように工夫しました。「What you do, you learn」の精神です。

おわりに

　ACP相談チーム養成研修は個人の研修ではなく、チームの養成研修です。個人の学習のための研修では、個人の知識と態度や行動を変化させることが目的となりますが、チームを養成する研修では集団の意識と行動を変化させ、チームの目的達成ができるように成長していく必要があります。このような研修を開催すると、なかにはただ単にACPの知識を深めたいという目的で参加したり、上司から参加するようにと言われたから参加したという人がいたりする可能性もあります。そのようなモチベーションの異なる集団の行動を変えるためには時間がかかります。個人の知識レベルを変化させ、やってみようという意欲が湧くと個人の態度が変化し、そして実際にやってみようと思うと行動が変化し、その結果集団の行動が変化します。

　しかし、集団の中の権威勾配のあり方によっても、その集団が目的をもったチームになっていく過程や時間もそれぞれ異なります。そのような集団の行動の変化を4回の研修で目指すことにしていますが、このような回数と目的でよいのか、今後も繰り返し検討し、よりよい研修にしていきたいと思っています。

　また、この研修を通して、目的をもったチームとして成熟し、改めて地域医療振興協会のACPとは何か、自分達の地域で必要なACPとは何かを考え、そしてACP相談は特別なことでははなく、通常の生活のなかで、常に話すことができるものにしていけるようにしたいと思っています。

ACP相談チーム養成研修　企画メンバー及び協力員一覧

役割	氏名	施設名	所属部署・役名	備考
企画メンバー	望月　崇紘	君津市国保小櫃診療所	管理者	
	三浦稚郁子	事務局医療事業本部	地域看護介護部　次長	※
	中村　正和	事務局医療事業本部	ヘルスプロモーション研究センター　センター長	
	村中　峯子	事務局医療事業本部	ヘルスプロモーション研究センター　参事	
	楠本　直紀	台東区立台東病院	リハビリテーション室主任	
	西村　正大	オレゴン健康科学大学家庭医療学科	リサーチフェロー	
研修協力員	谷川　明子	地域包括ケアセンターいぶき	老健部門　看護介護部長	
	水上　幸子	地域包括ケアセンターいぶき	診療所部門　看護師長	※
	新田奈津恵	揖斐郡北西部地域医療センター「やまびこの郷」	在宅看護センター　看護師	
	小橋　周子	奈良市立都祁診療所	主任看護師	
	橋場絵理子	東通村診療所	看護部　看護師長	
	髙橋　剛	東通村診療所	看護師・訪問看護兼務	
	山本八重子	東通村保健福祉センター「野花菖蒲の里」	地域包括支援センター　主任介護支援専門員	
	國友　恵子	にしあざい診療所	看護師	※
	豊島きよ子	にしあざい診療所	看護師長	

※国立長寿医療センター　ACP相談員ファシリテーター養成研修受講　　　　　　　　　　　　　　　　　　　　　　（2020年11月）

　JADECOM-PBRN事業におけるACP研究のため、企画協力メンバー数名が、国立長寿医療センターのACPファシリテータ養成研修を受講しました。

　本研修の企画・運営に際しては、その時の知識や経験が非常に役立っており、この場を借りて御礼申し上げます。

引用・参考文献
1）厚生労働省：平成29年度人生の最終段階における医療に関する意識調査報告書．saisyuiryo_a_h29.pdf（mhlw.go.jp）
2）神戸大学：ACPリーフレット．EOL_shimin_A4_text_201909.pdf（kobe-u.ac.jp）

下記のQRコードより、p.35〜資料1　ACPリレーシート、p.41〜資料2　ACPリレーシート活用ガイドをダウンロードすることができます。

ACPリレーシート

ACPリレーシート活用ガイド

VOL3.2（2020.3 作成）

お名前

さんの

もしもの時に受けたい医療や介護を前もって相談する

人生会議

―アドバンス・ケア・プランニング―

本人署名　　　　　　　　　　　記入日　　年　　月　　日

代理決定者署名　　　　　　　　記入日　　年　　月　　日

共有者氏名　　　　　　　　　関係(所属)

共有者氏名　　　　　　　　　関係(所属)

共有者氏名　　　　　　　　　関係(所属)

共有者氏名　　　　　　　　　関係(所属)

"もしも"のときに受けたい医療や介護を
前もって相談すること（人生会議）が大切な理由

あなたは「もしものときのこと」を話し合ったことがありますか？

人はみな，病状の悪化や認知症になると，これからの治療や介護について自分自身で決め，それを伝えるということができなくなることがあります．

治療や介護に関する考えをあなたの大切な人と話し合っておくと，もしものときにあなたの考えに沿った治療や介護を受けられる可能性が高いといわれています．

万が一のときに備えて，あなたの大切にしていることや望み，どのような医療や介護を望んでいるかについて，自分自身で考え，あなたの信頼する人たちと話し合うことを「**人生会議（アドバンス・ケア・プランニング）**」といいます．

これらの話し合いは，あなたの信頼する人が，あなたの治療や介護について難しい決断をするもしものときに，あなたの思いを代弁する重要な助けとなります．

しっかりと話し合いをしておくことは，あなた自身のためにもなるし，あなたの信頼する人の心の負担も減らすことにもなります．

➤ この冊子は，必ずしも全部，また，順番通りにお答えしなくても構いません．冊子を埋めることよりも、しっかり思いを伝えることを心がけて，その手助けとしてご利用下さい．

➤ 「気持ちが変わること」はよくあることです。その都度信頼できる家族や友人や医療・介護従事者と話し合いましょう。

ステップ1　大切にしていることは何かを考える

1．あなたにとって「生きていく上で大切なこと」「生きる目標にしていること」はどんなことですか？以下を参考に考えてみてください。（複数回答可）

□家族や友人のそばにいること　　　　　□趣味を続けること
□仕事や社会的な役割を続けること　　　□畑仕事をすること
□身の周りのことが自分でできること　　□ペットを世話すること
□家族の負担にならないこと　　　　　　□好物を食べること/飲むこと
□孫の晴れ舞台に立ち会うこと　　　　　□元気に100歳まで生きること

□その他具体的に書いて下さい：

どうしてそう考えたのでしょうか、理由を教えてください。

2．認知症や大きな病気によって自分の意思が十分に述べられなくなり、かつ、その回復が難しくなったとしたら、「**長く生きること**」に対してあなたはどのように考えますか？

□とことん長く生きることを目指したい
□一般的な治療は受けたいが、負担の大きな治療はしなくてよい
□極力治療的なことは行わず、とにかく快適に過ごすためのケアだけ受けたい

□その他具体的に書いて下さい

なぜそう思ったのか、具体的に考えてみましょう。

ステップ2　もしものときのことを話し合う

1. 病状の悪化などにより自分の考えを伝えられなくなり、かつ、その回復が難しい場合に、してほしい、あるいは、してほしくない具体的な治療や介護はありますか？人から聞いた話やこれまでの経験から決まった考えがあれば意思を残しましょう。逆に、あらかじめ決まった考えがなければ無理に記入しなくて結構です。

例：胃ろう(お腹に穴をあけた管からの栄養)，中心静脈栄養(太い血管からの栄養)，危険防止の身体抑制，人工呼吸，大手術，心肺蘇生
好きな音楽を流す，たくさん面会に来てもらう，誤嚥リスクがあっても口から食べる

してほしい治療や介護はありますか？

してほしくない治療はありますか？

なぜそう思うのか考えてみましょう。

2. 病状の悪化などにより、自分の考えが伝えられなくなった場合に、どこで治療や介護を受けたいですか？以下から選んでみて下さい。

□病院　　□自宅　　□施設　　□その時の自分の状況に合う場所に決めてほしい
□それ以外の具体的な場所：

どうしてその場所がいいのか、考えてみましょう。

ステップ3　信頼できる人に伝える

1. もしも、あなたが病状などにより、自分の考えや気持ちを伝えられなくなった時や、治療などについて決められなくなった時に、あなたの代わりに治療や介護について決めてほしい信頼できる家族や友人の方はいますか？

   □いる
   お名前（　　　　　　　　　）　間柄（　　　　　）
   連絡先（　　　　　　　　　　　　　　　　）

   □「頼める人がいない」

2. もしものときに、ご家族の希望や事情、金銭的理由、医学的な理由などにより、全てのことについてあなたの希望どおりにすることが難しいときがあります。そのようなときにどのようにしてほしいですか？

   □私が望んでいたとおりにしてほしい
   □私が望んでいたことを基本として、信頼できる家族や友人と医療・介護従事者で相談して決めてほしい
   □信頼できる家族や友人の事情を最優先で決めてよい
   □その他具体的に書いて下さい：

3. あなたがもしものときに、あなたの思いを代弁して決定してほしいと思っていることを、その方に伝えていますか？もしまだ伝えていないのであれば、このパンフレットを見せながらあなたの考えを話し合いましょう。
   (もしご自分から伝えるのが難しい場合、かかりつけの医療者に手伝ってもらいましょう)

ステップ４　明日からの生活を考える

ここでお話しされた「生きていくうえで大切なこと」「生きる目標にしていること」を続けていく、達成するためにはどうしたらよいでしょうか。明日からやってみようと思うことを考えましょう。

例：禁煙する，血圧手帳をつける，毎日散歩する，間食を控える
　　介護保険申請する，老人ホームの情報を調べる，貯金する

メモ：その他に伝えておきたいことをなんでも書き残してください

ACP 相談員用

―アドバンス・ケア・プランニング―

もしもの時に受けたい医療や介護を前もって相談すること

（人生会議）

実施のためのガイド

※注意事項

「患者の考えを代理決定者と共有する」ことを目標にすること。パンフレットを埋めることは「できたら」というスタンスでよい。患者の状態や認知レベルに応じて適宜質問を工夫、あるいは省略を。

◆ACP 相談の流れ

Ⅰ．ACP 相談会の設定

① チームで患者選定：定期的に ACP 患者を選定するチーム会議を開き、介護保険主治医意見書更新や退院時、区切りの年齢の患者など、将来の医療ケアへ意識が高い患者を中心に選定する。

② ACP 相談会に先立ち、**主治医からひと言 ACP 実施について患者に説明する。**

③ ACP 相談会開催の依頼：

　・オンライン参加含めなるべく代理決定者参加を目指すが、事情によって代理決定者欠席で行い、後日結果を報告し共有に努める。

　・来院に難のある患者は積極的に**患者宅での開催を考慮**する。

Ⅱ．ACP 相談会実施とその後

① パンフレットに沿った ACP
　　　　　はじめに　　　ACP の説明
　　　　　ステップ１　大切にしていることは何かを考える
　　　　　ステップ２　もしものときのことを話し合う
　　　　　ステップ３　信頼できる人に伝える
　　　　　ステップ４　明日からの生活を考える

② ACP パンフレットをカルテにスキャンし、主治医に報告する

③ 患者が次に受診した時に主治医が追加協議

④ 介護保険主治医意見書更新や退院時などに変更がないか確認を続ける

I -②　ACP 相談会の依頼

<依頼する内容>
ACP 相談会をしたいこと
できれば信頼できる家族（代理決定者）と一緒に来てほしいこと

ACP 相談会をしたい：会話例	ポイント
・入院は大変でしたね。入院生活はどうでしたか？　今回、介護保険主治医意見書の申請をされましたね。もしよろしければ、現在の介護プランを考えるだけではなく、〇〇さんやご家族が、将来もしものときに受けたい治療や介護についても、どのように考えていらっしゃるか、思いを伺いたいのですが、よろしいでしょうか。 ・もしも、万が一、前回の入院のときと同じような状況になったとしたら、どのようにしたいか、お考えがあれば、その際に伺いたいのですが、いかがでしょうか。	・これまでの経験や入院をねぎらうような言葉から始め、礼儀正しく、丁寧に行う ・患者・家族の防衛機制に応じて侵襲的でないコミュニケーションを行う ・表情や動作に留意し、空気を読む。重症な病気にかかってしまったのではないかと患者が勘繰っている様子があればそうではないということを説明する。 ・つらそうな言動や表情があれば、中断し、感情への対応を優先する。

信頼できる家族と一緒にきてもらいたい：会話例	ポイント
・万が一、体調が悪くなった場合、ご自分の意向を医療従事者に伝えることができなくなることがあります。 ・病状によっては、病気の治療や介護について、ご自分で決めることが難しくなることがあります。 ・そのような場合に、〇〇さんが大切にしていることをよくわかっていて、〇〇さんに代わって、治療などの判断ができる方は、どなたになりますか？ ・その方とご病状や治療について話し合ったことはありますか？ ・もしよろしければ、△△さん（代理決定者）に、〇〇さんが代理決定者になってほしいと思っていることを伝えていただき、一緒にいらっしゃっていただけませんか？	・代理決定者と今後のことについて、話したことがあれば、内容を確認する。話したことがなければ、代理決定者を交えて話し合いましょうと話す。 ・話したことがあったとしても、一緒に来てもらいたいと話す。

Ⅱ-①　はじめに　ACP の説明

　　ACP 相談会のはじめに、ACP について説明する。

　（以下の内容は、ACP パンフレットに記載してあるので、患者さんと一緒にみながら説明する）

　〇〇さんは「もしものときのこと」を話し合ったことがありますか？

　人はみな、病状の悪化や認知症になると，これからの治療や介護について自分自身で決め，それを伝えるということができなくなることがあります．

　治療や介護に関する考えをあなたの大切な人と話し合っておくと，もしもの時にあなたの考えに沿った治療や介護を受けられる可能性が高いといわれています．

　万が一のときに備えて，あなたの大切にしていることや望み，どのような医療や介護を望んでいるかについて，自分自身で考え，あなたの信頼する人たちと話し合うことを「人生会議(アドバンス・ケア・プランニング)」といいます．

　これらの話し合いは，△△ごさんが〇〇さんの治療や介護について難しい決断をするもしものときに，<u>〇〇さんの思いを代弁する</u>重要な助けとなります．

　ここでしっかりと話し合いをしておくことは、〇〇さん自身のためにもなるし，<u>〇〇さんの大切な△△さんの心の負担も減らすこと</u>にもなります。

　ぜひ、今日来ていただいた△△ごさんとともに一緒に考えていきましょう。

Ⅱ-①　ステップ1　大切にしていることは何か考える

大切なこと、目標、長生きへの考えなど、より概念的・抽象的なベースを聞くステップ

1.「生きるのに大切なこと」「目標にしていること」を確認する。

会話例	ポイント
• ○○さんが生きていくうえで、大切にしていることや目標にしていることはどんなことですか？ →具体的に出てこなければ、パンフレットに書いてある内容を上げてみましょう。 　このパンフレットにいくつか例がありますが、この中に当てはまるものはありますか？ • それはどうしてですか？なぜ、そのように思われるのか、具体的に教えていただけますか？	• まずは、どんなことが出てくるか、患者さんの言葉を待ちましょう。 • なぜ、大切にしているのか、なぜ、そのように思うのか、理由も確認する。

2.「長く生きること」の価値観を確認する

会話例	ポイント
• もし、○○さんが、認知症や大きな病気によって自分の意思が十分に述べられない状態に万が一なり、その回復が難しくなったとしたら、「長く生きること」に対してあなたはどのように考えますか？ 　その他、患者の認知レベルに応じて以下のような例をあげて、意見を聞いてみる。 ✓　例えば、必要な治療や介護を受けてできるだけ長く生きたい ✓　命が短くなる可能性はあるが、今以上の治療や介護は受けたくない ✓　期間を決めて治療してみて、それから考える ✓　長生きは考えずに、快適に過ごすことに重点を置く　など	• 心肺蘇生などの狭義の延命治療のみを想定してではなく、負担の大きな治療への希望を通して、「長生きへの考え」を聞く。 • どれを選択しても鎮痛など症状緩和は並行して行うことを伝える。

Ⅱ-① ステップ2 もしものときのことを話し合う

ステップ1で聞いたことをベースに、より具体的に聞くステップ

1．してほしい治療や介護、してほしくない治療や介護について、具体的に確認する。

会話例	ポイント
＜病状悪化時してほしいケア、してほしくないケアを確認する＞ ・病状の悪化などにより自分の考えを伝えられなくなり、その回復が難しくなった場合に、してほしい治療、そして、これだけはしてほしくないという治療について考えたことはありますか？人から聞いた話やこれまでの経験からすでに決まった考えがあれば教えてください。 例えば… 　管からの栄養はしないでほしい 　入院するのはいやだ 　延命治療はいやだ(いざ心臓・呼吸が止まったとき) 　透析は受けたくない(腎臓が悪い方) 　人工呼吸器にはつながれたくない(心臓や肺が悪い方) 相談チャート以外にも、例えば… 　好きな音楽を流してほしい 　にぎやかなところで過ごしたい 　いっぱい面会に来て欲しい 　家族に介護の手間をかけたくない 　安全のために手足を縛ったりするのはいやだ	・適宜付録の相談チャートを用い、腎機能が悪い患者には透析、COPDがあるような患者には人工呼吸器使用など、患者の持病や認知レベルに応じて例を挙げて事前の考えがあるかを聞く。 経験や考えがなく、意思を示すことが難しければ、無理に考えさせることはせず空欄のままでよい。 ・具体的治療について、決まった考えがないが、詳しく知りたいという場合はそこで説明して結論を出すのではなく医師に相談を促すだけでよい

2．長期療養の場として希望する場所を確認する。

会話例	ポイント
＜療養場所を確認する＞ ・もしも病状の悪化等により、自分の考えが伝えられなくなったときに、家族に負担が少ない前提で、どこで治療や介護を受けたいという考えはあります家族に負担が少ない場合はか？ 具体的に出ない場合は、その時の〇〇さんの状況に合う場所をご家族と医療者が考えるということでもよいですか？と聞いてみる。 ・どうしてそう思われましたか？	・理由も確認する。

Ⅱ-① ステップ3　信頼できる人に伝える

代理決定者は誰か、その裁量権を確認する。

1．代理決定者は誰かを確認する

会話例	ポイント
・万が一、体調が悪くなった場合、ご自分の意向を医療従事者に伝えることができなくなることがあります。 ・病状によっては、病気の治療や介護について、ご自分で決めることが難しくなることがあります。 ・そのような場合に、○○さんに代わって治療や介護の方針を決めてほしい方はどなたになりますか？ （代理決定者が同席している場合は） 　今日、一緒にいらしている△△さんでよろしいですか？	・代理決定者が一緒に来ている場合でも、再度確認し、お名前や続柄、連絡先等を確認して、パンフレットに記載する。
代理決定者に対して ・○○さんは、△△さんに、もしものときの判断を○○さんに代わってしていただきたいと思っていらっしゃいます。もし今後、病状のために、○○さんがご自身で意思決定することが難しくなった場合、○○さんの代わりに医学的な決定をすることはできますか？	・代理決定者は患者の気持を知らなかったり、代理決定する自覚や準備ができていない場合が多いので、丁寧に確認する。

2．代理決定者の裁量権を確認する。

会話例	ポイント
・もしものときに、△△さんにどれくらい任せるかについても考えておくとよいと思います。△△さんにも生活の事情がありますし、金銭的な理由で全て○○さんの望み通りというわけにはいかないかもしれません。また、○○さんの希望が医学的に最善と思えないこともあるかもしれません。そういったときに△△さんは判断に迷い、とても悩まれると思います。	・代理決定者の負担を減らすために裁量権を決めておくことを説明する。
・○○さんは、そのような場合に、どうしてほしいと思われますか？ 　具体的に出なければ、例をあげる 　例えば、 　　□私が望んでいたとおりにしてほしい 　　□私が望んでいたことを基本として、信頼できる家族や友人 　　　と医療・介護従事者で相談して決めてほしい 　　□信頼できる家族や友人の事情を最優先で決めてよい 　　□その他具体的に：	・理由も確認する

3．代理決定者が欠席の場合、今まで話し合ったことがあるか確認し、話し合っていない場合は話し合うことを促す

会話例	ポイント
・○○さんがもしものときに、○○さんの想いを代弁して△△さんに決定して欲しいということを、△△さんはご存知ですか？ ・もしご存じなければ、このパンフレットを見せながら話し合ってみましょう。	・代理決定者がいなければ、このことを伝えるように促す。
患者が代理決定者に伝えるのを嫌がる場合 ・このパンフレットを埋めるだけでは意味がありません。しっかりと話し合うことをお勧めします。もしご自分で伝えにくい場合は、私が代わりに今回話し合った内容について報告をしてもよいですか？	・患者が伝えることを嫌がる場合は許可を取って代理決定者に報告する。

Ⅱ-①　ステップ4　明日からの生活を考える

ここまでもしものとき、終わりのときを中心に話し合いをしてきているが、そこへたどるまでにできることを一緒に話し合ってこそ我々医療職が ACP をすることの意義が深くなる。「生きていくうえで大切なこと」「生きる目標にしていること」を続けていく、達成するために明日からの生活をどうしていくのか、患者に寄り添いながら建設的な意見を交わし明日からの生活について考える。

話し合いの終わりのとき

会話例
・その他、普段は伝えられない感謝の気持ちや、財産のこと、お墓のことなど、なんでも伝えておきたいことをメモ欄に書いて下さい。 ・お疲れ様でした。今日はお気持ちをお聞かせいただきありがとうございました。今日お話ししたことをもとにして、私たちは、○○さんのご意向を尊重したうえで、最善の治療ができるように、一緒に考えていきたいと思っています。 ・また、信頼できる家族や友人と話すだけでは十分ではありません。その他の家族や知人、医療・介護従事者にもあなたの希望や考えを伝えておきましょう。○○さんの希望がより尊重されやすくなります。 ・今日のお話をきっかけに、いろいろと考えなおしてみたり、ご家族とお話したりして、追加したいことや、違う考えになることもあると思います。考えに変化があったり、何か気になることがあれば、いつでも何でもおっしゃってください。

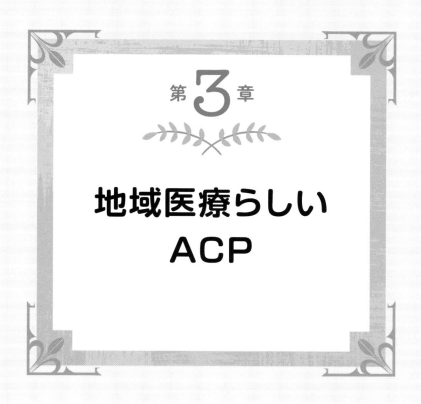

第3章

地域医療らしい
ACP

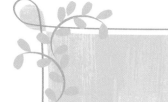

地域の特性を理解した取り組み

東通村の取組み

　私たちの勤務する東通地域医療センター（以下、当センター）は、少子高齢化、過疎化の進む地域にあります。この地域で日々業務を行うなかで、ACPはいずれ考え、取り組んでいかなければならないことだと感じていましたが、実際にどのように実施していくか、各部署、各職種で検討を重ねたことはありませんでした。2019年にJADECOM-PBRN事業の1つとして、ACP研究に協力することになり、最初は、地域医療振興協会で取り組むのであれば参加してみるかという程度でしたが、実施していくなかで施設や地域の特徴をふまえた取り組みが重要であると感じましたので、それをご紹介します。

❶ 東通村の紹介

　東通村は、青森県下北半島の北東部に位置する村で、津軽海峡と太平洋に面しています。面積は約295.27km²と昂大ですが、その大部分が山林・原野であり、北東端には寒立馬で有名な尻屋崎があります。村内には29集落が点在し、村の中央部に当センターがあります。コンビニエンスストアは1件ありますが、スーパーやホームセンターなど買い物をする施設はありません。高等学校以上の教育機関もないため近隣市町村に依存している状況です。村の人口は40年前には約1万人いましたが、毎年減少し現在は約6,100人となってしまいました。高齢化率は34.7％であり、国の高齢化率27.7％、青森県の高齢化率32.1％も上回っており、毎年1％〜2％ずつ上昇しており、高齢化の進む地域です。

　死生観は地域の文化や宗教に影響されることが多いですが、東通村は東北地方の中でも独特の文化をもっていると言われています。宗教としても、下北半島の中心部にある恐山は、仏教を背景に古くから死者の供養の場となっていますが、地域のなかで「人は死ねば、だいでもお山さ上がって行ぐ〈人は死ぬと、誰でも（魂になって）恐山に登っていく〉」と言い伝えられています。

　人口が減少してきた近年、地域の人の恐山参りも少なくなりましたが、80代以上の高齢者が日常の生活のなかで、例えば、『いつお山（恐山）に行ってもいい（＝死んでもいい）』『いつ、山から（死んだ）夫が迎えに来てくれるのか、まだ来ないとすれば、自分はまだ死ねないのか』と言え

ば、返す方は『まだ冬で恐山の門が閉まっているから死なれないよ』『旦那さんはまだお山でゆっくりしているんだよ』と笑いながら、その会話のなかで、死を迎えるまでにやっておきたいこと、済ませてしまわなければならないことを伝えていました。

また、弔いの時には、自宅に仏様を迎え、24時間線香の火を絶やさないように交替で番をし、四十九日の忌明けまで親戚が泊まり込んで見守って支援するというなかで、自分が亡くなった時はどうしてほしいかということを話してきました。しかし、世代を重ねるごとに、家族間での自分の死生観や信仰についての会話、意見のすり合わせはなくなってきているように思われます。

❷ 東通地域医療センター

当センターは、東通村診療所、東通村介護老人保健施設のはなしょうぶ（長期・短期入所、通所リハビリテーション、訪問リハビリテーション）、東通村保健福祉センター（通所介護、居宅介護支援、地域包括支援センター、健康増進施設）からなる複合施設であり、東通村の地域包括ケアシステムの中核を担っています（写真1）。設立当初から医療職、福祉職、また保健福祉センター内の行政機関（役場健康推進課）等、多職種で連携しながら日常の業務を行ってきました。

村内の医療施設は、東通村診療所のほかには歯科医院1か所、薬局1か所のみであり、専門医による診察、検査が必要な場合は、隣市の総合病院や、車で2時間以上かかる青森市、八戸市、またさらに遠い弘前市の医療機関を受診することも多くあります。　また、介護保険施設は地域密着型特養2か所、有料老人ホーム2か所、居宅介護支援事業所3か所等の事業所がありますが、在宅サービスは不足しており、隣市の事業所に依頼することが増えています。

ACP相談への取り組み

最初はセンターの職員全員で行うのではなく、東通村診療所看護師3名（うち2名は訪問看護師）、地域包括支援センター社会福祉士2名でACP相談を始めることにしました。看護師は、外来、病棟、訪問看護で患者・家族と直接やりとりがあり、日常の業務のなかでは急変時の意思確認も行っているという点で選定しました。社会福祉士は地域包括支援センターで相談業務を主に担当しており、過去にエンディングへの取り組みを考えていこうと地域での啓発活動を行った経験から選定しました。

望月医師が主催するACP研修に参加した後は、数回メンバーで集まり、患者さんをどう選定するか、どのように相談会を行うかを話し合いました。定例開催での会議ではなく時間がとれた

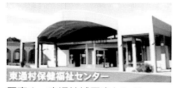
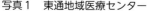
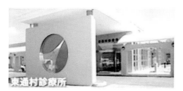
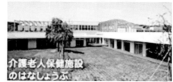

写真1　東通地域医療センター

時に開催としていたこともあり、なかなか意見のすり合わせができないまま時間が過ぎていき、実施するまでに時間がかかりました。実施まで時間がかかった理由としては、①医療職と福祉職の考え方の違い、②患者選定、③日時、場所の調整という点で困難さが生じていたからです。

❶ 医療職と福祉職の考え方の違い

　当センターは、設立当初より医療と福祉の複合施設として、多職種が連携して地域とともに歩む施設という理念のもと取り組んできました。しかし、今回参加メンバーそれぞれの経験や立場から、人生の終末期における支援やアドバンス・ケア・プランニングに相談員として対応する際の考え方の違いが明らかになりました。

　まず、ACPの理解から異なっていました。看護師は、ACPとは、終活・エンディングのことという理解であり、ACP＝DNARと考えていたため、研修会に参加して感じたことは、自分たちの理解が「違う」ということでした。研修会に参加するまでは、事前に本人の要望、つまりもしものときに人工呼吸器を装着するかどうか、心臓マッサージをどうするか、代替の栄養法など、これらを確認しておけばACPは完了しており、この内容を確認しておくことで、本人の意思は尊重されてよいだろうと考えていました。

　しかし、研修を受け、自分たちが日常行っている意思確認は患者さんもしくは家族どちらかだけ、しかも緊急時に1回のみで終わることが多い。患者・家族の意思確認とは言えても、患者の意思決定を支援するためのプロセスという観点からACPとは言えないということに気づきました。同時に、普段相談業務を行うことの少ない自分たちが本当にできるのかという不安も生じました。

　一方で、社会福祉士は、患者本人に最期をどうしたいのか、どこで死を迎えたいのかを確認し、本人と家族が話し合っていくこと、そして書面にまとめていくことがACPと考えていました。地域包括支援センターでは、平成29年に居宅介護支援事業所と協力しエンディングについてのアンケート調査を行っていたこともあり、ACPの取り組みに対し抵抗は感じていませんでした。

　しかし、アンケート調査の際、寝たきりになった時の介護の場、人生の最期の場、がんの告知の有無という質問で3割強が「家族にまかせる」という回答でした。日常の相談場面でも「あなたたち（ケアマネ）に任せる」「先生（医師）のよいようにしてほしい」という発言が多く、患者さん本人が家族と事前に相談して記入するということができるのかという不安がありました。看護師、社会福祉士それぞれの考え方を、打ち合わせの場で話してはいましたが、日々の業務のなかで十分な時間がとれず、「とにかく1事例でもやってみなくては」という焦りから、すり合わせが不十分なまま、患者選定をどうするかという検討へ移ってしまいました。いつも多職種で連携して業務を行っていたとしても、それぞれの価値観や思いが異なることがあるので、チームで新しいことに取り組む際には、十分にお互いの思いや考えのすり合わせを行い、ACPに係るチームだけでなく、センター全体の職員に問いかけ、研修を行い、考えを深めていくことが必要だと思います。

❷ 患者選定

　看護師、社会福祉士それぞれが担当している患者さん、要支援者のなかから、研修の際に紹介された地域医療振興協会のACPリレーシートの内容を理解し、回答を得られるような人を選定することにしました。しかし、村内の要支援者の8割は80歳以上であり、認知症の患者さんも多いため、ACPリレーシートの理解が難しいのではないかという意見がありました。村内の80～90代の高齢者の多くは最終学歴が尋常小学校であり、高等科に進学できる人はごくわずかでした。そのため、十分な教育を受けられる環境になく、なかには子守をしながら学校に通ったため満足に授業を受けておらず、「自分の名前は書けるが漢字はほとんど読めない」「新聞や本を読むことはできない」と話す高齢者もいます。ACPリレーシートを渡しても、「こんな難しい内容はわからない」「読めない」と言われるのではないかと思いました。実際に私たち自身も内容は難しい印象を受けました。　また、通院している患者さんの場合、家族が協力してくれるのか、病状が深刻な場合に相談会は難しいのではないかと、ネガティブな意見が次々に出され、最初にどのような患者さんにするべきかなかなか決まりませんでした。

❸ 日時、場所の調整

　ACP相談会を実施する場所は、病棟看護師は東通村診療所内とし、訪問看護師と社会福祉士は自宅で行うこととしました。　しかし、東通村診療所内で実施するために看護師が連絡をとったが、なかなか患者さん・家族の都合と自分たちの都合が合わず、調整に難航しました。日常は患者さん一人で通院していることが多く、地域性なのか家族は患者を車で送ってはきても診察には一緒に入らないことが多くあります。そのような日頃の状況をよく知る看護師としては、家族にあらためて時間をとってもらったうえで、本人と一緒に来てもらうことへの抵抗感がありました。自宅での実施は、社会福祉士の場合、担当利用者の日々のモニタリング時に訪問するため、本人・家族との面談はすぐにできます。しかし、1～2時間と長時間の面談となるため、自分たちの時間の都合がとれず調整が難航しました。訪問看護師も同様でしたが、どちらの場合もそれぞれの職種で何とか調整をして実施しました（写真2）。

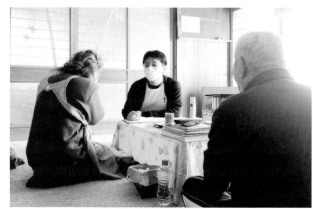

写真2　自宅での面談

❹ 相談会の実施

　東通村診療所内での実施は、調整には難航しましたが、患者さんに家族が付き添い来所してもらい、実施することにしました。事前にACPリレーシートを渡すことは行わず、相談会の場でACPリレーシートの内容をかみ砕きながら説明しましたが、選択肢のなかから選ぶということはできても、自分から具体的な意見や理由を話すというのは難しく、また、理解すること自体にも時間がかかり、終了後は「やってよかったとは思うが、疲れた」という感想でした。

　東通村診療所での面談で緊張したということも、疲労やストレスの原因になったのではないかと思います。自宅での開催は、本人、家族への負担は少なく、話やすい雰囲気づくりもできましたが、やはり長時間の面談ということでほとんどの患者さんは疲労を訴えていました。自分で考える、理由を伝えるということが難しいと話す患者さんもいました。体験した患者さんのほとんどは、「家族に自分の想いを伝えるよい機会になった」とは話すものの、同時に「内容が難しい」「そんなにいろいろと答えなければならないのか」という意見も多くありました。看護師、社会福祉士とも、本人の想いや希望の確認をするということは重要とは感じたものの、ACPリレーシートを使用してみて、相手に理解できるように説明することの難しさや、長時間の面談をすることでの業務負担感を強く感じました。

今後の取り組み

　JADECOM-PBRNの研究事業としてACP相談会を実施するという取り組みを始め、東通村ではACPの取り組みの必要性は、医療職・福祉職とも強く感じました。今後、継続した取り組みを行うためには、研究に参加したスタッフだけでなく、医師、看護師、社会福祉士、ケアマネジャー、介護福祉士などさまざまな職種スタッフの理解と連携が必要だと考えます。職種ごとにACPに対しての理解や認識が異なるため、勉強会などで共通の認識をもち理解を深めることで、継続した取り組みができるのではないかと思います。医療スタッフだけでなく、地域住民にも「もしものときのことを前もって考えておく」ことの必要性を理解してもらうことが大切だと考えます。

　そのためには、当センターだけではなく行政とも連携をとりながら住民に対し啓発活動をしていく必要があります。そうすることで住民にも「ACP」という言葉を聞いてもらう機会が増え、ACP相談会も円滑に進んでいくのではないかと考えます。現在、コロナ禍において対面での面談は困難な状況にありますが、IP電話を活用して相談会を実施したいと考えています。少しでも双方の負担を軽減できれば継続して実施できるのではないかと考えています。

家族や大切な人との間で、日常的な会話としてACPの話ができる地域となるために

はじめに

　にしあざい診療所（以下、当診療所）の有する地区は滋賀県の山間部の豪雪地帯に位置し、人口は約3,700人、過疎化が進み高齢化率は37.3％と年々上昇しています。地区以外の受診者はおらず、患者さんの約7割は高齢者です。

　そのような地域にある当診療所で、アドバンスケアプランニング（ACP）をはじめたきっかけは、望月崇紘医師が「地域診療所におけるコメディカルスタッフ主導のアドバンスケアプランニング実行可能性」の研究をするため、診療所の看護師が主導して行うACPの実践に協力してほしいという依頼からでした。

　当時はACPという言葉を研修会などで耳にする程度で、まったく無知識の状態でした。しかし、診療所でACPを導入できるよいチャンスでありやってみようということになり、看護師によるACP相談会の実施を始めることとなりました。事前に望月医師によるACP相談員の養成研修に参加し講義も受けましたが、自分たちの知識不足や不安は大きく、国立長寿医療センターのACPファシリテータ養成研修など、さまざまなACP研修にも参加し勉強をしました。

　そして実際に患者さんにACP相談会を開催してみて地域の診療所ならではのACPについて気づいたことをご紹介します。

患者選定はどうすべきか

　ACP相談会をするにあたり、最初に悩んだことは誰に実施をするかということです。実際にどういう基準で誰に実施するかを選んだかというと、まずは意思を表出しやすいように、認知症のない患者さんを選出し、そのなかで訪問診療が開始になった人、当診療所の訪問診療や訪問看護を導入し在宅療養を続けている人、大きな病気をして退院してこられた人、がんなど大きな病気で療養中の人、普段から病気に対して関心の高そうな人、疾患の進行状況から今後どうしたいか確認しておきたい人などに声をかけ実施をしました。

　しかし、過疎化高齢化の進む当診療所では、認知症のない患者さんを選出するのに苦労しまし

た。また、きっかけとなる病気や身体に関する出来事があったほうが声をかける側もACP相談会のお誘いをしやすく、また、実際に実施してみたところ、患者さん自身のACPに対する関心も高いことがわかりました。

ACPの実践とは何をすべきか

これまでACPを実施した人は、さまざまな背景があり、その人のおかれている状況によって行うACPの意味合いが違いました。つまり、誰にするかというより、何を目的として、誰が、どういうはたらきかけをしていくかを明確にしていくことが必要であると感じ、当診療所では次のようにはたらきかけていこうと考えました。

- 若い世代や健康な人はまだ自分事とは考えにくく、親世代の代理決定者となり、ACPを知る段階であるため、個人にというよりは集団に対して、診療所主催の健康教室や、院内掲示物、新聞やACPに関するパンフレットで啓発活動をしていく。また、地域の行政の医療支援センターの出前講座や研修会を活用していく。
- 病気をかかえて通院している人は、もしものときを少し気にかけ始める段階だが、真実味に欠けるため、病気の悪化で入院をして退院してきた後の外来受診時にACP相談会をもちかけてみることにする。介護保険の意見書作成のタイミングにACP相談会をもちかけてみる。
- 大きな病や治癒困難な病をかかえている高齢者や、在宅療養をしている人は身に迫って考えるACPの段階、近い将来と考えるため、訪問診療や訪問看護の利用者にはACP相談会を必ず声をかけることにする。

どこですべきか

これまでにACP相談会を開催した場所は、約7割の人が自宅で、そのほかの人は診療所の相談室で実施しました。自宅での開催に至った経緯は、診療所のある地域は高齢化・過疎化の進む田舎であるため診療所までの交通機関が少なく、来ていただくのが大変というのが大きな理由です。診療所に受診される人のほとんどが地域の人であり、この人がどこの家なのかまで知っているという地域の診療所ならではの利点もあり、比較的自宅開催はスムーズにセッティングができます。

実際に自宅でACPを実践してみて感じた予想外のメリットは、診療所に来ていただくより、患者さんがリラックスしているため、自分の思いを表出しやすく、患者さんを主体に会議しやすいということです。また、患者さんが話す内容以外にも、自宅の様子から患者さんの生活背景がみえるため、そこから話を広げていくことができます。

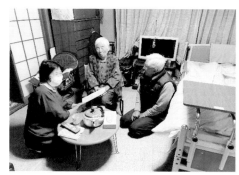

写真1　自宅でACP

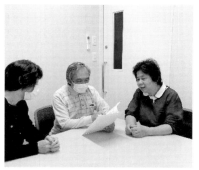

写真2　診療所でACP

　一方で、デメリットとしては患者宅に訪問するため、ACPに費やすスタッフの労力、時間が大きくなり勤務調整や他のスタッフとの協力が必要となってくるということがあります。写真1、2は自宅で開催したものと、診療所相談室で開催したものですが、自宅の場合、患者さんの表情も違い、何よりも生活環境が見えることが大きな違いです。もし診療所や　訪問看護ステーション、居宅支援センターなど在宅に出向いていける施設の人は、よりよい話が聞けると思います。

代理決定者の同席・他の参加者はどうすべきか

　相談会開催時の代理決定者の同席は、9割近くが同席してACPを実施することができました。しかし、独居で代理決定者が遠方に住んでいたり、日中は仕事で忙しいため参加できない人は本人のみで実施しました。相談会の開催日を決定する際、同席者も参加できることを考慮すると代理決定者が若い世代であったり、代理決定者が遠方に住んでいる人などは、診療所の営業時間内の平日の日中の開催は厳しいと感じました。

　しかし、同席していただけなかった代理決定者には、本人が自分で伝えると言われた場合はご自分で相談会の内容を伝えていただき、遠方で直接伝えられないときはACPリレーシートをコピーして相談会の様子を看護師が記載した手紙を添えて郵送する工夫もしました。

　今回、新型コロナウイルス感染症の流行によりリモート会議が普及しましたが、ACP相談会も遠方の人にリモートで参加してもらうというのはとても画期的です。遠方でなくとも、仕事の関係で会議の場に出向いて出席することはできなくても、リモートで30分程度なら出席できるという可能性が広がってくると思われます。

　また、ケアマネジャーがすでに介入している場合、長く医療と介護にかかわっていくため、本人の許可を得て、ケアマネジャーに同席してもらうのもよい思われます。当診療所の地域では、高齢者世帯や独居の人が多く、遠方の家族よりもケアマネジャーのほうが、実際には患者さんとのかかわりが深い場合があるからです。

何を使って行うかどのように行うか

　ACPを実践し始めたころは、地域医療振興協会独自のACPリレーシートを使用しました。ACP相談会の開催を患者さんに提案するときに、「やってみる」と言われた人には前もってACPリレーシートを渡し、話し合う内容について考えてきてもらう方法をとりました。そうすることで、話し合いがスムーズになり、もしものときのことを時間をかけて深く考えてもらうよい機会になったと思います。本来、ACPリレーシートは直接本人に記入してもらうのが望ましいと考えていましたが、相談会中に話をしながら自分で記入されるのは難しく、ほとんど相談員が記入をしていました。そのため、前もって渡したときに自分で記入してもらい、当日は相談員が補足記入をしていくのがよい思われました。

　また、地域医療振興協会独自のACPリレーシートを使用していくうちに、診療所に適さない急変時の医療に関する内容や、高齢者には理解しにくいことがあったため、診療所独自に「こころづもりシート（図1）」というものを作成しました。各項目に例題のチェック項目を増やし、表現は高齢者でも容易に考えやすいようにしました。また、本人の言葉がそのまま残せるような「その他」の部分もつくり、自由に思いを記入できるようにしました。今後は使用しながら改善していこうと考えています。

ACP相談会で大切にすべきこと

❶ 今の患者さんの生活に寄り添い、何を大切にしてどのように生きていきたいか

　ACP相談会を経験して思ったことは、相談会を始めると、ほとんどの人が自分の人生観やもしものときのことを話したがっていることがわかりました。皆、自分の想いや考えを聞いてほしいものなのだなと実感しました。また、相談員も回数を重ねるごとに傾聴の仕方や質問に対する答えの導き方がわかってくると感じました。ACPリレーシートには答えやすいように例題のチェック項目がつくってありますが、それはあくまでも例題であり、本人の言葉を聞き出して、その他の部分に文章で記入できるのが一番だと思います。

　病院でACPが行われる場合は、「急変時にどうしてほしいか」といった医療面が重要視されますが、診療所で患者さんを診ていくうえでは、実際、「急変時にどのような処置をしてほしいか」などの情報の重要度は低く、それよりも、どこで、誰と、どのように生活したいのか、何を楽しみに生きているのか、どんな治療を望んでいるのかのほうが重要度は高いようです。地域医療の現場では、その人の自宅の場所、家族背景、社会的背景までも把握することがでます。そこは生活の場での患者さんと接していく所なのです。当診療所では、現在の、今の患者さんの生活に寄り添い、何を大切にしてどのように生きていきたいかに重点をおいてACP相談会をしていこうと考えています。

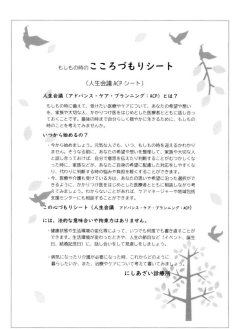
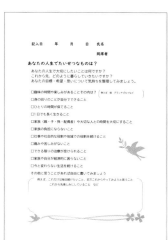
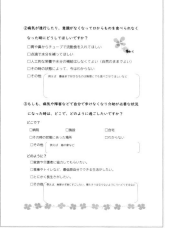
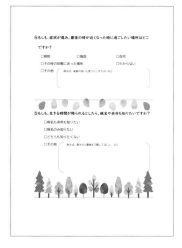
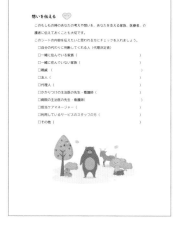
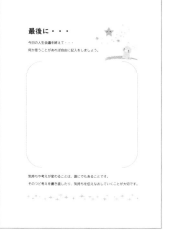

図1　こころづもりシート

❷ 家族や大切な人と話し合いができたという事実が重要

　大切な人の想いや、意見を知ることは聞く側もその人のことを知ることができたという充実感を得られます。同席する代理決定者である家族も同じだと思います。ACP相談会では、話した内容や、ACPリレーシートの項目を埋めることよりも、家族や大切な人と話し合いができたという事実が重要という意味がよくわかりました。リレーシートを完璧に仕上げることにこだわらなくてもよいし、考えがはっきり出ない時も、はっきり出ないことが現状の答えなのであまり気にしなくてよいのです。

　ACPリレーシートはあくまでも話し合いのツールでしかありません。最近普及してきたエンディングノートは、どちらかというと人生の最期をどう迎えたいかというイメージで作成していますが、ACPは人生の最期までをどうやって生きていきたいのかを話し合うというイメージをもって向き合うとよいかもしれません。

ACP相談会後に大切なことは

　今回ACP相談を実施してみて、相談会後に、その内容を誰とどこまで共有するかについて、患者さんとよく確認しておく必要があります。そのため、誰にどのような内容を、誰が伝えるかまで患者さんに確認して相談会で決めています。家族には自分から、主治医には相談員からという場合が多いですが、伝えた後も、受診時や往診時に主治医と患者さんが相談会の内容について話しができる場をセッティングすることも必要だと考えています。

　さらに大事なことは、「ACPはプロセスだ」ということです。実際、ACP相談会をしたものの、その内容を継続してフォローしていないのが現状です。ACPは継続的にかかわりをもっていく必要があります。今日行ったACPは明日には過去になり、また新しい未来が待ち構えています。1〜2年後に再度ACPした内容について現在の心境の変化を話す場をもつ必要があるかもしれませんので、時期や期間を決めてかかわりをもっていこうと思います。

ACPの普及のために大切なこと

　まずはACPを知ってもらうため、普及が第一優先だと考えています。誰でも知らないことを実施することには抵抗がありますし、それを継続していくこともなかなか困難なものです。そこで、ACPの普及に向けて、月1回地域の全戸に配布している診療所通信に、ACP特集を5か月間連載しました。ACPとは何かというところからはじめ、実際にどういうことを考え、伝えていけばよいのかを詳しくシリーズ化し毎月連載として掲載していきました。何も知らなかった人も、毎月診療所通信を読んでいただいたことで、「人生会議」という言葉だけでも覚えることができたようです。また、診療所内でACPに関する掲示物のコーナーをつくり、診察の待ち時間に読んでもらえるようにして啓発活動をしました。

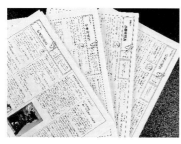
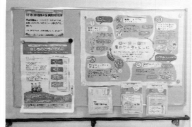
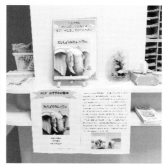

写真3　診療所通信「だいじょうぶだよゾウさん」の絵本

　写真3は、診療所通信と院内掲示した時の写真の一部です。この「だいじょうぶだよゾウさん」[1]の絵本はACPを考える大きなきっかけをつくってくれる絵本です。診療所の待合室においてみましたが、診察の待ち時間に多くの人に読んでいただき、涙されている人もたくさんいらっしゃり、もしもの時の自分に置き換えて、または代理決定者の立場として、自分をいろいろな立場におきかえて思いを巡らせたようです。

　これからは、地域住民の集まる場でACPの説明を行う活動をしたいと思っています。当診療所のある地域では、集落ごとに月1回、福祉の会主催の住民が主体となって行う、高齢者中心のサロンという集まりがあります（**写真4**）。診療所からも毎年、全部で18あるサロンに1年かけて健康教室を開催しに出向いています。このサロンでACPの説明や講演を行い、普及活動をしていきたいと考えています。

　また、地域の医療施設や介護施設にも声をかけ、ケアマネジャーや医療・介護施設のスタッフとACP勉強会を開催してACP普及のネットワークづくりやチームづくりを行っていきたいと考えています。そして、当診療所独自の「こころづもりシート」を活用しながら、訪問診療・訪問看護の患者さんに実際にACP相談会を実施していくことも続けていきたいと思います。

　さらに、前回ACPをした人にも1年後、2年後に思いに変わりはないか再度話を聞く、ということにも取り組んでいこうと考えています。こういったコツコツとした積み重ねが、いつか地域のACPの知識や理解を深めるものになると思っています。

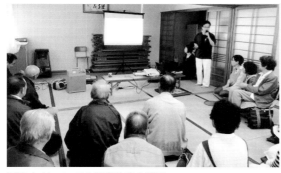
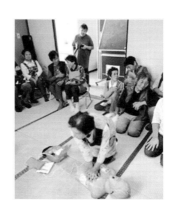

写真4　サロンでの健康教室の様子

おわりに

　今すぐ変わることはないし、変わる必要もない。長い目で見て5年後、10年後のもしもの時のこと、死に対することが、医療者の力を借りなくても、家族や大切な人との間で、日常的な会話として話ができる地域となることが一番の理想像と考えます。

　そのために、私たちができることはACPの普及をこつこつと積み重ねていくことです。そのためにも、まずはやらなくてはいけないことは自分たち自身がACPをごく普通のことだと思えるように、経験と知識を増やしていく必要があると思います。

参考文献

1）ローレンス・ブルギニョン作、ヴァレリー・ダール絵、柳田邦男訳：だいじょうぶだよ、ゾウさん．文溪堂、2005．

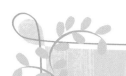

地域でのACP
～ケアセンターいぶきの物語～

伊吹という町の物語

　一人の若いお医者さんがいました。お医者さんは伊吹という町の小さな診療所に派遣されてやってきました。お医者さんは若かったのですが、とても誠実で心のやさしいお医者さんでした。伊吹の人のため、地域のために、自分にできることは何かと考えていました。

　伊吹の町は伊吹山（**写真1**）という高く美しい山のふもとにあり、とても素敵な町でした。近くに病院はなく、病院に行こうと思うと自動車やバスで30分くらいかかります。お医者さんは思いました。「病気になってもこんなきれいな空気のよいところにずっといられたらよいだろうに」「伊吹の人たちが健康で、病気になっても自分の好きな場所、住み慣れた場所で最期を迎えられたらよいのに……」お医者さんはそう思うと、毎日毎日、伊吹の人たちのために心のこもった診療をし、診療所に来られない人たちのためには往診をしました。患者さんのために、毎日勉強も欠かしませんでした。

　そのころは伊吹の町でもほとんどの人が病院でなくなっており、自宅で亡くなる人は少なかったのです。しかし、お医者さんがこつこつと伊吹の人のために毎日往診や診療をしているうちに、伊吹の人たちは「家にいても診療所のお医者さんがそばにいて診てくれるから安心だ」「病院に行かなくても診療所の先生がいるから大丈夫だ」と思うようになりました。

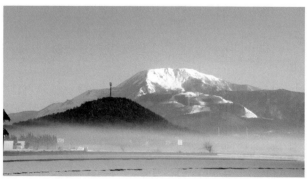

写真1　伊吹山（滋賀県米原市）

❶ Aさんの「家に最期までいたい」という想いを尊重

　ある日のこと、お医者さんは伊吹の町に住むAさんの娘さんから「母が寝たきりになっています。助けてください」と往診依頼を受けました。

　往診に行くと、Aさんは真っ白い顔をして寝込んでおり、ひどい貧血でした。お医者さんは、診察をしていくうちに、Aさんの足の付け根に大きなできものがあるのに気がつきました。そこからじわじわ出血していたのでした。お医者さんはAさんのできものの検査をしてもらうため、病院へ紹介しました。

　検査の結果は、足のできものがリンパ節に広がっており余命数か月ということでした。検査を終えて帰ってきたAさんは、お医者さんに言いました。「これは死に病（しにやまい）です。私はもう助からないと思っています。病気のことを言うと病院に連れていかれるのがいやで言えなかったのです。知らないところでいっぱい管につながれて死ぬのはいやです。どうか私を最期まで家においてください」Aさんは病院に入院するのも、病院で最期を迎えるのもいやだったので、病気のことをずっと黙っていたのでした。

　Aさんの娘さんは、最期まで家にいたいというお母さんの想いを知り、お医者さんにお願いしました。「母の願いを叶えてあげてください。どうか家で最期までいさせてあげてください」

　お医者さんはAさんの「家に最期までいたい」という想いを尊重し、Aさん親子の意思を支えていくことを決めました。お医者さんは毎日往診して、往診できないときは訪問看護師にお願いをして、Aさんのできものの処置をしました。Aさんのできものはどんどん大きくなり、Aさんはだんだん弱っていきました。しかし、Aさんは自分の家にいられること、毎日お医者さんや看護師さんが来てくれることで安心していました。住み慣れた家、家から見る美しい風景、娘さんの手料理のにおいを毎日感じながら過ごすことができました。Aさんは自分の家でろうそくの灯が消えるように静かに息を引き取りました。Aさんの顔は幸せそうでした。

❷ 最期まで口からご飯を食べることができたBさん

　また、ある日、お医者さんはBさんの奥さんから相談を受けました。Bさんは訪問診療している患者さんです。脳梗塞を繰り返し、話もできずほとんど寝たきりです。口から食べると誤嚥性肺炎になってしまうため、数か月前の入院で胃ろうを入れて帰ってきました。胃ろうから栄養は入れていますが、少しずつ口から食べられるようになりました。Bさんの奥さんは言いました。「病院で、胃ろうを入れんと退院できないと言われ、胃ろうを作りました。あまり理解できず病院の先生に従いました。でも、後悔しています。少しずつ口から食べさせたら、とても美味しそうな顔をして食べようとします。胃ろうから流動食を入れようとするといやそうな顔をします。胃ろうから入れるのをいやがって抵抗します。少しでも口から食べているので、胃ろうを抜いてくれませんか？」お医者さんは悩みました。「胃ろうを抜いたら、食事が食べられなくなった時に、栄養を入れることはできません。誤嚥して肺炎を繰り返します。それでもよいのですか？　ご家族でもっとよく話し合ってください」

　数日後、お医者さんが訪問診療に行くと、Ｂさんの息子さんたちもいらっしゃったので話し合うことができました。Ｂさんの息子さんと奥さんは言いました。「お父さんは話すことはできないけど、話すことができたら抜いてほしいと言うと思う。胃ろうから栄養を入れようとすると悲しそうな顔をして抵抗します。食べられなくなったら、その時が終わりやって元気な頃から言っていました。管を入れてまで生きたくないって言っていました。胃ろうを抜いて食べられなくなったら、その時が寿命やと思います。胃ろうを抜いてください」

　お医者さんは、Ｂさんの胃ろうについて病院の医師やケアマネジャーなどいろんな人と話し合いました。皆それぞれに「肺炎を繰り返しているので胃ろうが安全です」「食べられなくなったら栄養が入りませんよ。どうするんですか？」しかし、お医者さんはＢさんとご家族の意思を尊重することにして、Ｂさんの胃ろうを抜きました。お医者さんはＢさんが胃ろうを抜いても安心して過ごせるよう支えました。Ｂさんは数年後に亡くなったのですが、最期まで口から美味しいご飯を食べることができました。Ｂさんはいつもうれしそうにご飯を食べていました。

❸　どうやって生きて、どうやって死ぬのか考えるようになった

　お医者さんと同じ頃に、伊吹の診療所に来た看護師さんがいました。看護師さんは都会の大学病院にいたのですが、患者さんの想いが尊重されない医療に辟易し、疲れ切って地元の伊吹に帰ってきたのでした。お医者さんは看護師さんに言いました。「病院はどう生かすか考えるところ、診療所はどうやって生きるか、どうやって死ぬか考えるところです」看護師さんはびっくりしました。お医者さんの言葉に感動しました。「患者さんが自分の意思で生き方や死に方を決めていいんだ」今までのもやもやした思いが晴れていくような気がしました。「伊吹の人たちが、自分の思うように生きて、思う場所で死んでいくようになるにはどうすればよいだろう」「自分自身もどういう生き方をしていけばよいのだろう」とずっと考えるようになりました。

　お医者さんの想いは、看護師さんをはじめ伊吹の地域の人に伝わり、皆がどうやって生きて、どうやって死ぬのか考えるようになりました。診療所はなくなり「地域包括ケアセンターいぶき」という施設に変わってからも、その思いは受け継がれました。ケアセンターいぶきの職員は、患者さんや利用者さんがどうやって生きるか、どうやって死ぬか考えています。死があるからこそ、生を充実させなければならないと考えています。

伊吹という町について

　伊吹という町は滋賀県米原市にあります。滋賀県米原市は、滋賀県の東北部に位置する人口４万人弱の小さな市です。平成26年度では在宅看取り率が全国の市の中では１位、市町村においては28位と在宅看取り率が高い地域となっています。それは、米原市には病院がないという理由からだけではなく、従来から診療所が地域医療を担っており、在宅看取りの文化が根付いている地域となっているからです。

　滋賀県米原市にある地域包括ケアセンターいぶき（以下「ケアセンターいぶき」）は、在宅支援

診療所、60床からなる老人保健施設（以下、老健）、居宅介護事業所、通所リハビリテーションを備えた公設民営の複合施設です。訪問看護は診療所内にみなしの訪問看護事業所があります。理念は地域支援であり、以前から在宅看取り、施設看取りも行っており、終末期の過ごし方や意思決定支援について積極的に取り組んでいます。

　私たちは地域の人それぞれに人生があり、物語があると考えています。「どのように生き、どのように人生の物語を閉じるか」、私たちは、ほんの少しお手伝いをしているだけです。ケアセンターいぶきでは診療所の外来で、待合室で、訪問診療や訪問看護をしている患者さんの家で、または老健で、ミニ人生会議が行われています。

伊吹での取り組み

❶ 訪問診療開始時 ▶「もしものときの終末期の意思確認書」

　2018年の診療報酬の改定においてターミナルケア加算の追加算定要件に、「人生の最終段階における医療・ケアの決定プロセスに関するガイドライン」の内容をふまえて対応することが盛り込まれました。そこで、ケアセンターいぶきでは、訪問診療の依頼があった患者さんすべてに、終末期の意思確認書に記載していただくこととなりました。訪問診療についての説明や同意書を取り交わす段階で、終末期の意向をご本人・ご家族を交えて話し合っています。話し合いができないときは自宅に持ち帰って、ご家族で話し合っていただくようにしています。

　注意していることは、いつでも変更可能なことを伝えることで、その時点で「もしもの場合」と伝えることとしています。本人の意思が確認できない場合は、ご家族に「お元気だった頃に患者さんはどのように話されていましたか？　もし自分の意思が言えるとしたらどう言うか考えてみましょう」ということを伝えています。意思確認書は、旅立ちについて家族で話し合うきっかけとなっています。

　「長く介護をしていても、遠くの家族とこんなことを話すことは初めてでした」と言われることもあります。ご家族で話し合って持ってこられた時、この意思確認書を記入するにあたって、どのような物語が生まれたのだろうか、と考えると胸が熱くなり大切にしなければいけないという思いになります。そのような話し合いの結果を生かすことができるよう、必ず確認して電子カルテに記載し保存することとしています。

❷ 在宅看取りを選択した時 ▶「息吹のたすき」

　「息吹のたすき（写真2）」とは、患者さんが在宅看取りを希望された時点でお渡しする冊子で、在宅看取りについての不安や困り事についての説明書です。以前、在宅看取りを経験されたご家族に困ったことなどについてアンケートを実施したことがあります。「夜中に聞きたいことがあっても電話するのは躊躇する」「昼間、先生や看護師さんから説明を受けたが、動揺してどうしたらよいか忘れてしまった」「家でじっくり読めるものがあるとよい」「病院から退院するときに

説明書をもらったが、なんか違う気がして読んでいない」「字ばかり書いてあると読めない。見ていても癒されるものがよい」などの意見がありました。

　そこで、ケアセンターいぶきで医師、看護師、介護士、院外薬局薬剤師が集まり、多職種で「お手紙委員会」を発足し、看取りに関する説明書を作成することにしました。既存のものにとらわれず、施設オリジナルなものを使いたいとの意見があがり、一字・一句にまでこだわり、作成まで数年かかってしまいました。

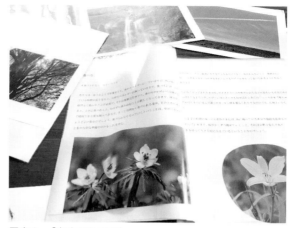

写真2　「息吹のたすき」

「息吹のたすき」は以下の章より構成されています。

- ●身体のこと
- ●こころのこと
- ●お薬のこと
- ●最期の時のこと

「もらって癒されるノート」にしたい、と畑野センター長が撮影した山野草や伊吹の景色の写真をところどころに織り交ぜています。

　「息吹のたすき」を使用して在宅看取りをされたご家族に、どのような効果があったのか伺いました。「家族で泣きながら読んだ。別れの時が近いと実感した」「こうやって亡くなっていくんだとわかって不安がなくなった」「亡くなってからは思い出と一緒に癒しとなっている」と言われたのが印象的でした。

❸　お看取りが近づいたとき ▶ 「お手紙」

「息吹のたすき」と同時に作成し始めた「お手紙」というものがあります。在宅看取りの経過で、患者さんの病状の変化にご家族は揺れ動いています。「息吹のたすき」を作成していくなかで、それぞれの段階でその時の状態にあった「お手紙」を渡してはどうだろうか、という意見が上がりました。お手紙について各スタッフで分担して次のようなお手紙を5通作成しました。

- ●大切な人と自宅で過ごすあなたへ（退院時、在宅看取り選択時）
- ●住み慣れたご自宅で、大切な人を看取られるあなたへ（看取り1～2週間前）
- ●大切な人の旅立ちに寄り添うあなたへ（看取り数日前）
- ●おくすりからのおてがみ（麻薬開始時）
- ●大切な人を見送ったあなたへ（看取り後）

作成したスタッフそれぞれの思いがあり、ご家族が癒されるように好きな詩や言葉を添えているものもあります。

以下、薬剤師さん自作の「おくすりからのおてがみ」からの抜粋です。

> ～雨の日の傘のように、お出かけの時の杖のようにわたしたちおくすりは、あなたの何気ない毎日を支えていたいのです
> 　晴れた日は あなたをそっと見守ります
> 　あなたの気持ちと体の空模様が曇りがちなときは、ぜひお力にならせてください
> 　「のまなければいけない」「のんでも大丈夫か？」
> 　そんな気持ちはひとまず置いておいて困った時に わたしたちをどうぞ役立てて下さい～

お手紙を渡す時は、ご家族とスタッフの関係ができてから渡すこととし、渡しっぱなしにならないようにご家族の心理状態に配慮しています。患者さんやご家族を思い、季節の花や、折り鶴を添えてお渡しする場合があります。ある時は、研修医さんが寄り添い、泣きながらご家族にお手紙を読んでお渡しすることもありました。ご家族さんが「おばあさんのためにこんなに泣いてくれるなんて、悲しいけどほんとうにうれしかった」と言われたことが印象的でした。

また、ある研修医さんは一生懸命折り鶴を作ってお手紙に添えて渡し、患者さんが折り鶴をとてもよろこんでくださいました。臨終時の枕元にも折り鶴が置いてあり、お手紙と一緒にお棺の中に入れてくださったこともありました。

❹ 元気な頃から終末期まで ▶「終活ノート」

地域の人たちの終末期にかかわるなかで、時々困ることがあります。患者さん、利用者さんが終末期の意思を決めても、遠くの親戚がやってきて患者さんや利用者さんの意思が反映されなくなってしまうことです。そんな時は本当にそれでよかったのだろうか？　と後々まで心残りとなってしまうことがあります。

そんなときのために、終末期についての過ごし方や意思について普段から話し合ってもらう必要性を痛感していました。ケアセンターいぶきでも何かできないかと考えるようになり、ケアセンターいぶき独自の「終活ノート」を作成しようという動きになりました。

1）終活ノート作成のキーワード

診療所医師、研修医、看護師が原案を作成しました。最初にどのようなノートを作るかという話し合いの結果、自分が書いてみたいと思うノート、見るだけでも癒されるノート、簡単に書けるノート、高齢者が多いため、（○）（×）形式があればよい、などの意見があがりました。キーワードは「再会のためのノート」「フィナーレに備えて」としました。

「再会のためのノート」「フィナーレに備えて」とは、今までのあなたと再会し、これからの人生をデザインするためのスケッチブックのようなものであればよい、という願いから生まれたノ

ートです。終活ノートの表紙にはこのように書かれています。

> これまでのあなたはどんなふうに生きてこられましたか？
> そして、これからの人生をどう生きていこうとされていますか？
> 大切な人に、あなたの思いを伝えてみませんか？
> このノートには法的効力はありません。
> 今までのあなたと再会し、これからの人生をデザインするためのスケッチブックのようなものです。

作成後、利用者さんの家族や在宅で家族を看取った人、他のスタッフなどに意見を聞き、修正を加えていきました。ご利用者さんのご家族などは医療者ではなく一般の人の目線でご意見をいただき、気付かされるようなご意見もいただき完成にこぎつくことができました。ノートの名前は「エンディングノート」ではなく、高齢者が身近に感じてくれるような「終活ノート」としました。

2）「終活ノート」を使用しての取り組み

「終活ノート」の使い方については、2018～2019年度にかけて吉槻地区の地域サロン（以下、吉槻サロン）、ケアセンターいぶきの認知症カフェ（以下、いぶきカフェ）、ケアセンターいぶきにおける健康教室などを利用して説明しました（写真3）。ケアセンターいぶきにおける健康教室は、Ibuki Care Fitnessの頭文字をとってICFと呼んでいます。

吉槻サロンでは、終活ノート作成に当たったスタッフで説明会を実施し、終末期の過ごし方についての話し合いを交えながら、実際にサロン参加者に書いてもらいました。吉槻地区は過疎化が進み、高齢化率31％（平成31年）の地域です。「終活ノート」というものがあることを知っている人は数名しかいませんでしたが、参加者のすべてが「大事なこと」と認識しておられ、記入してくださいました。

話し合いのなかでは「延命処置はいらない。痛みだけ除いてほしい」との意見が多かったです。独居高齢者が多く、「もし倒れた場合誰がこれを見てくれるか？」という意見が出ました。皆で話し合い「仏壇に置いておいたら、誰かが見てくれる」という意見が上がり、仏壇に置いておこうということになりました。「今度、息子らが帰ってきたらみてもらうわ」と話し合うきっかけとな

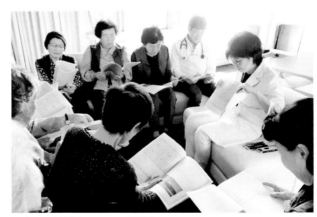

写真3　地域サロンでの説明会

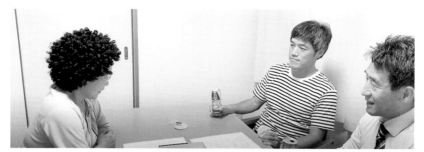
写真4　終活ノート動画出演の畑野センター長、臼井副センター長、谷川看護介護部長

りました。その地区では「終活」ということを皆で話し合ったことはなく、「大事なことが皆で話し合えてよかった。ノートも皆と一緒やから書くことができた」「ちゃんと自分でしゃべれへんようになった時のために書いておいて、子どもらに知ってもらうことが大事やな」と満足な意見をいただきました。

　ケアセンターいぶきでは老健があり、定期的にいぶきカフェを開催しています。終活についての動画をいぶきカフェのスタッフで作成しました。ある一家の物語として、畑野センター長が長男、臼井副センター長は次男として出演しています（写真4）。2019年のいぶきカフェはケアセンターいぶきの収穫祭と同時に開催し、地域の人たちも多数参加していただきました。いぶきカフェの「終活ノートについて」のコーナーで動画を上映し、顔なじみの先生が二人出演してドラマになっている、と患者さんや地域の人たちからは大変な高評価でした。

　参加者に、動画を見ながら終活ノートを記入していただき、持ち帰って家族で話し合っていただくよう説明しました。「終活ノート」は地域で話題となり、「いぶきカフェ」の後日、参加者の近所の方が終活ノートが欲しいと何人か言ってこられました。今後も地域で啓発していきたいと考えています。

3）終活ノートの反応

　吉槻サロン、いぶきカフェ、ICF の3回の終活ノート説明会においてアンケートを実施しました。アンケート内容は以下のとおりです。

　①「終活ノートを書いたことや聞いたことがありますか？」
　②「終活ノートを書いたご感想をお聞かせください」
　③「『終活ノートをもらったが書いていない』という理由をお聞かせください」

アンケート結果

①「終活ノートを書いたことや聞いたことがありますか？」
　実際に書いたことがある人は数名あり、ほとんどの人が書いたことも聞いたこともないと回答しました（図1）。
②「終活ノートのご感想をお聞かせください」（複数回答可）（図2）
　「今後のことを考えるきっかけになった」　　26名

「やり残したことを整理しようと思う」　　19名

「残しておいて家族に見てもらおうと思う」　16名

「自分を振り返ることができてよかった」　　15名

③「『終活ノートをもらったが書いていない』という理由をお聞かせください」

「つらくて書けない」　　　　　　　　　　1名

「書きたくない」　　　　　　　　　　　　1名

「書くきっかけがない」　　　　　　　　　12名

「まだ書く時期ではないと思う」　　　　　3名

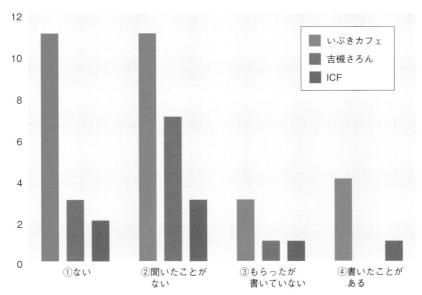

図1　「終活ノートを書いたことや聞いたことがありますか」についての回答

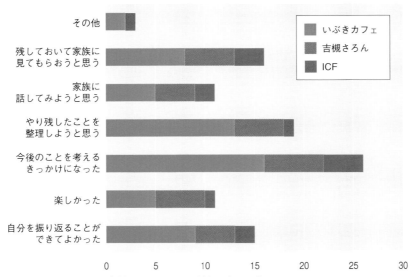

図2　「終活ノートのご感想をお聞かせください」の回答

4）訪問診療・訪問看護においての利用

　終活ノートは、訪問診療・訪問看護利用の患者さん
に書いていただくことがあります。無理強いせず、利
用者さんが「書いてみたい」という要望のある患者さ
んに説明してお渡ししています。訪問時に看護師と一
緒に書いていただくこともあります。それがよい機会
となり、終活についてご家族で話し合うきっかけとな
っています。訪問看護師の説明後、自宅で実際に記入
し、ご家族に清書してもらうという利用者さんもおら
れました（写真5）。

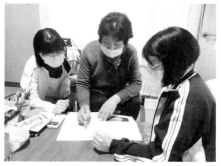

写真5　訪問看護で終活ノートを利用して

　末期がんで状態が急変し、患者さんとご家族が今後どうしたいのか話すことができないまま終
末期へ移行した患者さんがおられましたが、「終活ノート」を利用して医師・看護師がご家族と
患者さんの間に入り、終末期についての意思確認をすることができたこともありました。

おわりに

　以上、ケアセンターいぶきでの取り組みを紹介しました。「終活ノート」作成に携わった医師
というのは、ケアセンターいぶきのもう一人のお医者さんのことです。「伊吹の物語」のお医者
さんの地域医療にかける想いにとても感動し共感して一緒に働くことになったのでした。このお
医者さんもとても誠実で優しく、いつも患者さんのことを考えているお医者さんです。前述した
「息吹のたすき」「お手紙」の作成に携わったお医者さんでした。このお医者さんは自分のことを
「やぶ医者」と思っているけれど、伊吹の物語のお医者さんはとても尊敬して頼りにしているの
でした。伊吹の人たちも「やぶ医者」のお医者さんのことをとても頼りにしており、愛している
のでした。

　「やぶ医者」のお医者さんに魅かれてやってきたもう一人のお医者さんもいます。そのお医者
さんもとても優しく、勉強熱心で地域の人たちに親しまれています。

　また、お医者さんたちの地域医療にかける思いに共感してやってきたかわいい研修医の女医さ
んがいました。学生の頃に実習でやってきて以来、伊吹の人たちの優しさに触れ、伊吹でもう少
し研修したいと思ってやってきた研修医さんでした。研修医さんは終末期を「フィナーレ」と捉
え、「終活ノート」をとても楽しんで作成してくれました。彼女なしにはこんな素敵な「終活ノー
ト」はできなかったと考えています。伊吹にやってきたお医者さんの想いが、地域の人たちの考
え方を変え、同じ思いの人たちを引き寄せ、「息吹のたすき」「お手紙」「終活ノート」として形に
残せたことはすばらしいことだと考えています。それ以外にもたくさんの出会いや出来事があり
ました。これからも、いろいろなことがあることでしょう。

　これは伊吹の物語のほんの一部でした。たくさんの人たちが「生きる」ということについて向
き合い、他の人たちのことを思いやり寄り添った結果なのです。

いぶきでは特に「人生会議」「ACP相談会」という改まった席を設けず、それぞれの職種がそれぞれの場所で、その人とご家族の想いや物語を共有し、その人の人生の物語を知ることから始めています。その際に大切なことは、「**なぜそう思うようになったのか、背景にある価値観を知ること**」が大切だと考えています。患者さんとご家族の想いを尊重し、決して医療者の価値観を押し付けないような話し合いが大切です。患者さんやご家族の揺れ動く想いに寄り添うことが重要で、いつでも相談できる姿勢といつでも変更可能なことを伝えていくことが重要です。そして、想いを伺った時にご家族やスタッフと共有して記録に書き記すことにしています。伊吹では次のような理念を元に日々の支援をしています。

●在宅医療・ケアは、生きることの集大成への支援である

●「命の長さ」ではなく、「命の豊かさ」を大切にする考え方

●「生きること」を高齢者が若い世代に伝えていく大切な教育の場である

●地域の資源をどんどん使い、多職種協働

●医療者や介護職員ができることは、24時間の支援である（つながっている安心）。

●住み慣れた地域でその人らしく最期までを目指す

　ここまでいぶきの物語をご紹介しました。あなたの町でも物語を紡いでみませんか？
　あなたの街の物語をお聞かせください。

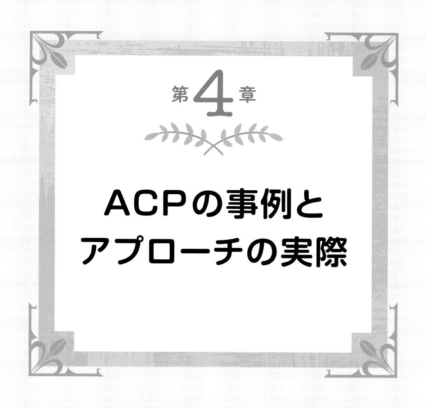

第4章

ACPの事例と
アプローチの実際

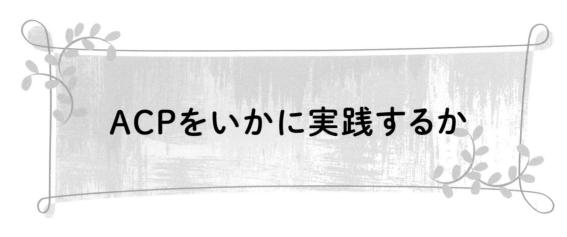

ACPをいかに実践するか

　ACPという言葉が爆発的に広まり始め、ここ数年でたくさんのACPに関する書籍が出版されています。ACPとは何か？　歴史は？　制度は？　エビデンスは……、ACPに関してとにかく知識を増やしたいのであれば他書のほうが参考になるかもしれません（汗）。でも、ACPって実践してなんぼ、「じゃ、いつ、どうやってACPやるんだ」っていうほうが大事じゃないですか？数ある書籍のなかから本書を手に取ったあなた、ありがとうございます。本書では、JADECOM-PBRNでの活動を通じて得られた、プライマリ・ケア施設でACPを実践するためのヒントやコツをご紹介します。

チームで患者選定、医師がイントロ、コメディカルスタッフ主導でACP

　（あくまで一般論ですが）患者さんにとって医師よりはコメディカル職員のほうが身近で話しやすいのではないでしょうか。医師の前ではよい患者であろうとして、くだらない話はしにくいというケースもあると思います。

　ACPでは普段の生活に基づき、生きていくうえで大切にしていること、長生きへの考えなどについて話し合います。具体的な治療法について説明と同意を得るわけではないので、必ずしも医師がACPを主導する必要はありません。生活に密着した話ができるコメディカル職員のほうがむしろ深い話ができることがあり、患者さんからの受け入れも良好です。

　ただし、ACP相談会そのものをコメディカル職員が主導することは問題ないですが、個々の

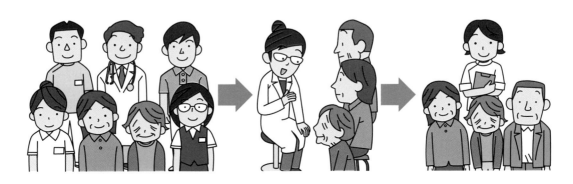

職員のモチベーションに任せてしまうと、忙しい日常業務のなかでACPを実践していくことは非常に難しいです。普段からあるカンファレンスにほんの5分でもACPについて話し合う時間を付け足して、常にアンテナを張りながら多職種で情報共有して、協力しながらACPをするといいでしょう。また、その際、「ACPをしましょう」と最初に患者さんへ声かけするのは医師からのほうがスムーズであることが多いです。

患者宅でACP

　患者さん宅でACPを行うことで、仏壇や畑、ペットなど、患者さんが普段から大切にしていること、生きがいにしていることについて、日常生活の背景をふまえることで話しがしやすくなります。診療所や病院内で行うと、公式な会議をしているようで患者さんも緊張してしまいます。患者さん宅だと自分のペースで話すことができます。忙しい診療のなかで、なかなか患者さん宅まで出向く時間はつくりにくいかもしれませんが、患者さん・家族に来院を強いることがないため、逆に時間予約がしやすいというケースもあります。ぜひ積極的に実践してみてください。

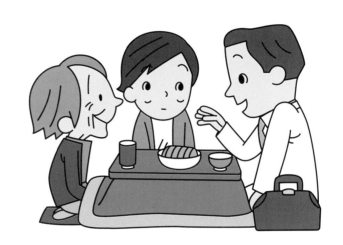

介護保険主治医意見書作成時にACP

　「介護保険主治医意見書作成時にACPをしましょう」と声かけすると決めると、システマチックに数多くの患者さんに声をかけることができます。介護保険主治医意見書はかかりつけ医療機関が作成するものであり、患者さんも何らかの介護を必要としているため将来の医療や介護に関心のある人が多く、ACPをすることをもちかけられたときに違和感を覚えないようです。

　また、介護保険主治医意見書は、定期的にあるいは介護必要度が変わるようなエピソードがあったときに

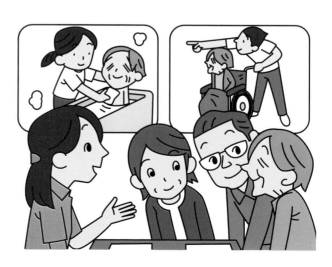

作成されます。介護保険主治医意見書作成時にACPすると決めておくことで話し合いが1回で終わらず継続的に実施することができます。

　ちなみに望月は介護保険主治医意見書作成をなるべく患者さん宅に訪問してすることを試みています。患者さんの日常生活を把握したうえで介護相談、転倒予防指導を行い、さらにACPまで行うということをしています。現在と将来の医療ケアのプランニングに役立つということで一石二鳥でおススメです。

正月ACP

　田舎で診療をしていると、患者さんに年末最後の受診時に「正月はどう過ごしますか?」と聞くと「家族が都会からやってくる」と答えることが多くあります。「せっかく家族が集まる機会なので、もしもの医療やケアについて話し合っておくといいですよ」とACPリレーシートをお渡しすると、警戒されることなく自然な流れでACPを案内することができます。年明け受診時に話し合いができたかを確認し、「できなかった場合には医療者がお手伝いしますよ」とフォローすることもセットで行うといいでしょう。

チャンスに速攻ACP

　たまたま家族同伴で外来受診をした時、何気ない血液検査の結果を説明する時、近所の人が入院したという話題になった時など、ACPをもちかけるチャンスは常に転がっています。その場で簡易版ACPするもよし、あらためてじっくり話し合う時間と場所をセッティングするもよし、チャンスに速攻ACPしましょう。

オンラインACP

　代理決定者となる家族が日中仕事していて忙しい、遠方で来院が難しいということ、よくあると思います。そもそもACPをすること自体は急を要さないだけに、わざわざ来院を強いることは躊躇しやすいです。新型コロナ感染症の影響でテレワーク、オンライン飲み会などが広がっていますが、ACP相談会も代理決定者はオンライン通信機器を用いて参加するというのも選択肢として考えてみるとよいでしょう。

AFP＋ACP

　AFPで検索すると、Advance Financial Planning、Advanced Financial PlanningやAffiliated Financial Planningなどがヒットすることでしょう。そう、お金のことに関するプランニングです。亡くなった後に、銀行預金はどうする、土地はどうする、葬式やお墓はどうする、といった

ことで遺族がもめるのはよく聞きます。私たちは医療のプロなのでこれらについて本格的に相談に乗ってあげられることはできないかもしれません。ただ、一般の人々にとって将来の医療や介護よりも、お金のことについてのほうが身近な話題で、結構切実だったりします。エンディングノート、終活と呼ばれるものには、AFPについてセットになっていることがよくありますが、AFPを話のネタにACPを持ちかけると興味を引いてもらえるかもしれません。

　さて、ここからは当地域医療振興協会のコメディカル職員が行ったACPの事例をふまえて、いかにACPを実践していくかについて触れていきます。

主治医意見書作成時

はじめに

　奈良市立都祁診療所（以下、当診療所）は、平成元年に都祁村国民健康保険直営診療所として開設され、平成17年に市町村合併により、奈良市立都祁診療所となり、平成22年地域医療振興協会の指定管理運営となりました。当診療所の地域は奈良市の東部山間地域に位置し、標高490mで冬場は雪も積もることもあります。近くには幹線道路もあり、奈良市内へは車で30分くらいの場所に位置します。人口は6,000人弱、高齢化率36％の高齢者地域です。

　当診療所は、在宅支援診療所として24時間訪問診療できる体制をとっており、家庭医療研修プログラムを修了した医師3名と看護師常勤3名、非常勤2名、事務員常勤1名、非常勤2名の体制です。外来診療、内視鏡・超音波検査、訪問診療、予防接種、乳児・学校健診など多岐にわたり、さらに、大学病院などの研修医もローテーションで来る教育施設でもあります。また、この地域には工場も多く、外国人労働者の診療をすることも多くあります。

　そのような多様な機能をもつ診療所ですが、今回、地域医療振興協会のJADECOM-PBRN事業において「地域診療所におけるコメディカルスタッフ主導のACP実行可能性」という研究を実施することとなり、そのメンバーとして研究事業に参加する機会をいただきました。その事業のなかで、ACP相談員養成研修会に参加し、実際にACP相談を実践したので、その取り組みを紹介します。

事例紹介1

対象者　：Aさん、女性、90歳代

家族構成：夫と知的障がいをもつ息子さんと3人暮らし。娘が奈良市外に在住しており、
　　　　　月に数回は様子を見に来ている

現病歴　：高血圧症、降圧薬内服中で30年以上定期通院中

身体状況：要支援2　杖歩行

ACP相談会を提案した理由

　Aさんは、もともとADLは自立しており、生け花の師範で、高齢でありながら現役で展覧会への出品や講師も務められています。家庭では家族の食事や洗濯などの家事も担っておられました。通院は夫の運転する車で夫婦一緒に受診するという日々です。

　しかし、Aさんは、だんだんと下肢の痛みが強くなり、座って炊事をするようになり、洗濯も夫の助けがないとできなくなってきました。そのような高齢者夫婦が介護を必要とする将来は近く、今後の行く末をどのように過ごそうと考えておられるのか、障がいをもつ息子さんへの想いを聞いてみたいと思い選択しました。

実施方法

　当診療所では、介護保険主治医意見書作成時は患者さんには日時を予約していただき、その時に、ご家族と一緒に来ていただくようお願いしていました。必要に応じて、担当ケアマネジャーや地域包括ケアセンターの職員さんの同席をお願いすることもありました。

　なぜなら、定期通院の高齢の患者さんは、普段巡回バスの利用やご自身の運転で来所され、ご家族の送迎で来られたとしても、受診はお一人という場合が多くあります。家族と同居の人、一人暮らしで（ご家族が）遠方の人、身寄りのない人と生活環境も多様で、高齢患者さんの今後の生活を考えるとご家族等の同席をお願いし、医療者との顔合わせの機会やご家族の意思確認の機会にしようと考えたからです。

　来所されたら、医師の診察の前に、看護師が患者さんの生活状況や日常生活動作の低下の有無、サービス利用状況や、今後必要とするサービス、ご家族構成とご家族の協力体制はどうかなどを聴取するようにしていました。日中は仕事をしているご家族も多いなか、時間をつくって一緒に来ていただく機会を有効に利用することで、ACP相談会を流動的に開催できるのではないかと考え、Aさんも主治医意見書作成時の診察時に実施することにしました（図1）。

①アプローチ方法

　まず医師が、ACPの趣旨について説明を行い、同意を得られた人には、代理決定者となる家族も同席しているので、そのままACP相談会を実施しました。

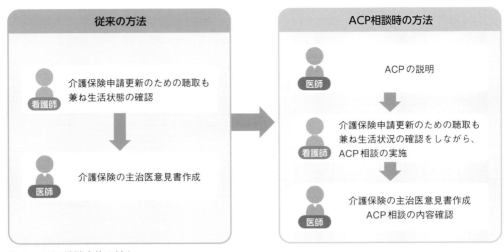

図1　ACP相談実施の流れ

②相談の実際

　診療所診察室とは別の部屋に移動し、本来の目的である介護保険に関する質問をしていきながら、その流れで、ACPリレーシートを用い、患者さんの考えやご家族の考えを確認していきました。

　Aさんの代理決定者は夫でしたので、夫婦で参加していただきました。そこで、将来について、ご自身がどのように過ごしたいのか、どこで過ごしたいのかお聞きするなかで奈良市外に住む娘さんとも、将来について話をしていることがわかりました。

　定期的に診療所に来ているAさんでしたが、このようなACP相談会をもつことにより、あらためて普段から娘さんも高齢の両親を心配し今後の生活を案じておられることを知ることができました。

　夫婦どちらかが今の生活が困難となったとき、自宅での生活を継続することは難しく、その時は、施設を考えないといけないとAさんも娘さんもそう考えられていました。

　今回、医療に携わる私たちと相談会を開催し、お話いただいたことで、私たちにとっては通常の診療では確認することができなかったAさんやその家族の先の将来への思いを知ることができ、ご夫婦にとっても再確認することができ、今後をどう過ごしたいのかを考えるよい機会となったと話してくださいました。

③結果

　Aさん夫婦は高齢であり、障がいのある息子さんと同居しているという環境であり、1回の相談会ではすべての内容を話すことはできませんでした。今後も、診療所として夫と障がいのある息子さんのことも支援しながら、Aさんが在宅生活を続けられるよう、どのようなサポートが必要か、何ができるのかをもっと考えることが必要であると感じました。

事例紹介２

対象者　：Ｂさん、男性、80歳代

家族構成：夫婦２人暮らし。息子さんは東京在住で娘さんは15分圏内の所に在住。

現病歴　：77歳で脳出血を発症、78歳でパーキンソン症候群　抗痙攣薬等服薬中

身体状況：左半身麻痺となり、半介助。年々ADL低下　要介護２

ACP相談会を提案した理由

　妻が夫の介護を担い、妻が車の運転もして通院されていたが、妻が持病の悪化に伴い入退院を繰り返すことが多くなり、夫の介護が困難となっていきました。近隣に住む娘さんが手伝いに来てくれていましたが、両親の介護が娘さんにも大きな負担となっていました。

　その時、介護保険の区分変更で来院されることとなり、ケアマネジャーから生活状況や区分変更の目的などを情報共有することで、生活状況の変化の時期であることや、介護力不足による介護サービスの変更を考えていく必要があり、Ｂさんの想いや、娘さんの考えを聞かせていただくのによい機会だと考えました。

実施方法

①アプローチ方法

　外来診察時に娘さんと来院された際に、医師よりACPの趣旨について説明を行い、同意を得られた時にはACPリレーシートを事前にお渡しし、介護保険主治医意見書作成の診察時に介護保険に関する聴取と、そのままの流れで事前にお渡ししたACPリレーシートを用いてACP相談会を実施しました。

②相談の実際

　相談会を進めていくなかで、ご自身の現在の生活スタイルを確認していくと、次のような悲観的な想いがあることがわかりました。

「今までできていたことができなくなってつらい」

「自分で思うように動けないことで、妻や娘に介護負担をかけている」

「一人では何もできない厄介者」

「娘には迷惑をかけたくない」

「もう長生きしたくない」

　一方で、「自宅で過ごしたい」という気持ちをもっていました。Ｂさんの心の中は、自宅で過ごしたいという気持ちと家族の環境を考えての気持ちとの間で、とても葛藤しておられるように感じ取れました。

　Ｂさんの想いを聞いていた娘さんは、父親の気持ちは汲みつつも、母親の入院もあり、病院・実家・自分の家庭のことなど一度に娘さんの負担が大きくなっており、施設を利用したり、ショ

ートステイを利用したりして一時的な介護負担の軽減をしたいと話されました。

③結果

　ACP相談後は、カルテ内にBさんの想いや意思、家族の意向を記載しました。ケアマネジャーとも情報共有し、今後のショートステイで利用する施設の人たちにも、Bさんの想いを伝達していただくようお願いすることで継続したサポートがしてもらえるようつながったのではないかと考えます。

　また、ACP相談会は、Bさんの想いを共有する場所になり、娘さんの想いもBさんに伝える機会となり、互いの意思を共有する機会となったのではないかと考えます。

　しかし、Bさんが在宅生活の継続をしたいという想いをもちながら、誰にも負担や迷惑をかけたくないという想いも強く、「死を早めたい」「生きているのはつらい」という想いを引き出し、つらいという想いだけを心に残してしまったのではないか？　私も、Bさんへの想いを傾聴することしかできず、このタイミングでACPをしてよかったのだろうか？　ACPを実施する時期をもう少し考えたほうがよかったのではないかと考えた事例でした。

事例を通して思うこと

外来診療では見えなかった患者像を発見

　今回の取り組みは、研究に参加するというところから始まったことではありましたが、当診療所では介護保険主治医意見書作成の診察時に予約時間を設けていたことから、その診察を理由づけとして、ACP相談を実施していくことになりました。そのことで、スムーズに流れをつくり進めていくことができました。

　日常外来業務のなかでACP相談を取り入れることは、時間的余裕がない、業務が煩雑化する、スタッフの気持ちが散漫しやすくなるなどの理由で困難だったと思われますが、予約時間を設けていたことで、その時間をその患者さんと向き合える時間となりました。外来診療では見えなかった患者像や社会的背景など、患者さんを取り巻く環境の新たな発見となった部分も多いにありました。

　また、ACP相談を実施することで、患者さんは、どこで過ごしたいと考えられているのか、その先の最期をどう過ごしたいのか、何を望んでおられるのかを尋ねていくことで、患者さんに死の連想をさせているのではないか、そのことで、寿命の長短をも実感させてしまい苦しい思いを抱かせているのではないかと私自身が負担に感じた時期もありました。

一度だけのACP相談会ではなく、さまざまな場面で実施を

　これからの地域包括ケアシステムが目指すのは「その人らしく生きる」ための自立支援であり、私たちは診療所の外来看護、在宅訪問診療のなかで患者さんの最期までをサポートすることが求められています。

そのなかで、ACPは重要な役割を果たしているのではないかと思います。そのためには、一度だけのACP相談会ではなく、病状が変化したときや看取りの時期が迫ってきているとき、家族機能の変化の時などに実施していくことがよいのではないかと考えます。

ACPを進めていくうえで、患者さん・家族の気持ちは絶えず揺れ動き、迷い、変化していくものであることを理解し、患者さんの心の準備ができるように寄り添い、多職種間でも連携しておくことが大事だと感じました。

診療所看護師は多職種間の担い手として支援を切れ目なく

今回の取り組みを地域医療振興協会内の他施設と共有したなかで、在宅でACP相談会をされた施設があり、「診療所の雰囲気よりも患者さんの生活の場でお話を聞くことで、患者さんの生活場所を知ることができた。また、患者さんも話がしやすい様子で、表情がリラックスされていた」という意見もありました。

さらに、当診療所では、事前にACP相談会を開催することを伝えるのではなく、予約当日にACP相談会を進めた症例がほとんどで、「あまり考えたことがない」と回答された人もあり、自身の考えや希望、家族の考えを話すには、前もって考えてもらう時間を設けたほうがよかったのではないかと感じた事例もありました。そのようなこともあり、当診療所で取り組めなかった方法については、訪問診療時や退院時の訪問看護に伺ったときなどの時間を活用したり、介護保険主治医意見書作成の診察予約時に事前にACP相談の提案をしてみたりと、さまざまな方法を検討していきたいと思います。

診療所看護師は病院看護師ではない、訪問看護師でもない、診療所看護師が担う役割とはなんだろう？ と自分自身に問う時があります。高齢者が地域で暮らし続けるためにセルフケア能力を高め、自立支援につなげていくことや、多職種が協力し合えるように、診療所看護師は、病院看護師や訪問看護師・多職種間の担い手として、高齢者への支援が切れ目なく提供されるようかかわっていくことが求められているのではないかと考えます。患者さんの最も近い存在として、患者さんの意思決定が支援でき、今後もACPを実践していけるよう進めていきたいと考えています。

ACP患者選定会議

はじめに

　君津市国保小櫃診療所（以下、当診療所）は、令和2年4月1日より地域医療振興協会の指定管理でスタートしました。東京湾アクアラインと館山道が全開通し高速道路を利用すれば、都内とのアクセスがよいへき地診療所といえますが、開設は昭和24年なのでとても古く歴史を感じる建物です。

　小櫃地区の人口は約5,000人。そのなかで約2,000人が65歳以上です。とても高齢者が多く独居老人や老老介護の世帯がほとんど、若者は都市部へ移住している世帯が多いです。

　当診療所では管理者兼所長の望月崇紘医師が中心となって、地域医療振興協会でACP相談チーム養成研修（以下、ACP研修）を実施しています。この研修に参加し患者さんと患者さんの信頼する人たちの人生会議に立ち合い、価値観や目標などを理解し共有することを学んでいます。そして患者さんとその家族や親しい人の間で、もしもの話をするきっかけづくりの提供をすることを目的としてACP相談を実践しています。

　ここでは、当診療所が定期的に開催しているACP患者選定会議で取り上げられ、ACP相談を実施したケースを紹介します。ただ、当診療所では「ACP」といっても高齢者の多い地域のためピンとくる人はほぼいないため、もしもの時を考える「人生会議」としています。

事例紹介

患者 ：Aさん、男性、80代
家族構成：独居。妻は数年前に他界している。娘と息子がおり、娘は隣の町に住んでいる。
　　　　　　息子は自宅の近くに住んでいるが連絡しても不在が多いので頼れない
現病歴 ：高血圧症、慢性腎臓病
身体状況：要支援1、HDS-R（長谷川式簡易知能評価スケール）28点、ADLは自立。

ACP相談会を提案した理由

　Aさんは、当診療所の近くに住んでおり、60代から高血圧症の内服治療で2か月ごとに来院しています。患者情報を聴取する予診の際、独居の話から「突然倒れてしまうことに不安がある」

と話していました。この情報から会話を切り出し「家族ともしもの話をしたことはありますか？」と尋ねてみました。

Aさんは「普段から娘ともしも倒れた時の話をするけど、『倒れたら救急車でしょ』と一方的に話が終わってしまい深い話ができていない」「もし自分が倒れたら、娘は慌てて救急車を呼んでしまうのではないか、救急車では運ばれたくない、自宅で自然に最期を迎えたい」と話していたため、ACP選定会議で提案してみようと考えました。

ACP患者選定会議のメリット

毎週決まった曜日に会議を行い、この会議のなかでACP相談が必要な患者の選定会議の時間の枠をつくり、望月医師を含めスタッフ6名が各自意見を出し合っています。

患者さんの選定基準は、

・認知症がなく、会話ができ、家族が相談会に参加できる。
・独居で家族や大切な方と急変時やもしもの話をしていない。
・腎機能低下がある、心疾患があるなど、今後の治療に人工透析や人工呼吸器の利用などが考えられる。
・何か手術を受けて外来受診に切り替わるタイミング。

などとしましたが、その他、介護保険主治医意見書作成がある際の診察時や訪問診療の患者さんにも積極的に声かけをしています。

会議は毎週あるので各自意識が高い状態にあり、常にアンテナを張った状態で仕事をしているので会議での意見交換は容易となると考えます。

実施方法

図1に、当診療所の人生会議までの流れを示します。AさんのことをACPの患者選定会議の時に候補者として紹介したところ、スタッフ6名の意見も「以前から気になっていた」「ぜひやってみましょう」と一致したので、電子カルテに対象者とわかるようにACPの付箋をして次回来院時に医師から声かけをすることにしました。

①アプローチの方法

Aさんが定期受診で来院した際に、事務スタッフは電子カルテのACPの付箋を確認して診察ファイルの中にACPのパンフレット『もしもの時を考える「人生会議」』（以下、ACPパンフレット、図2）を準備しました。

ACPパンフレットとはACP相談をする際に、ACPとは何かをわかりやすく説明するために当診療所で独自に作成したものです。内容は、ACP相談チーム養成研修のなかで他のチームが紹介していた病院新聞にACPについて掲載しているものを参考資料として共有し、当診療所のチーム内で毎週実施しているカンファレンスのなかで話し合いを重ね作成しました。

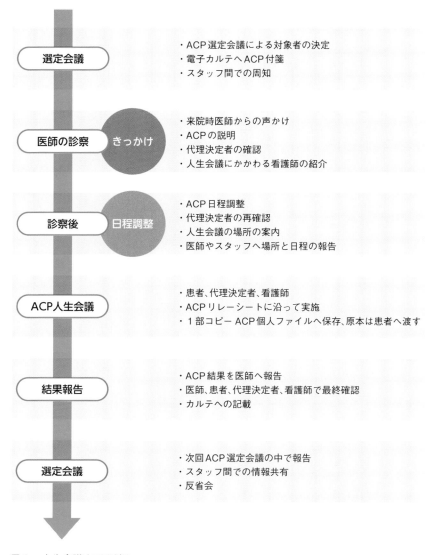

図1　人生会議までの流れ

　医師はAさんの電子カルテにACPの付箋が付いていることを確認して、ACPパンフレットを用いて、本来の診察が終了した後でACPについて切り出しました。AさんはそのACPパンフレットを来院時に見ていたので、「もしもの人生会議」と話を切り出した時に、理解が速く会話がスムーズにできました。医師はAさんと話すなかで同席する代理決定者を把握し、「人生会議をしませんか」とはたらきかけたところ、人生会議を希望されたので医師からAさんに人生会議に参加するスタッフを紹介しました。

　診察後に人生会議にかかわる看護師がAさんに声をかけ、人生会議の日程の案内をして代理決定者の再確認を行いました。また、この時、人生会議に使う資料として、ACPパンフレットとACPリレーシートを渡しました。診察時に医師から紹介されているのでAさんとの会話もスムーズにできました。日程の案内の時にAさんの自宅に訪問して行うか、または当診療所でも可能

もしもの時のことを考える「人生会議」

〜アドバンス・ケア・プランニング(ACP)〜

もしもの時に自分が希望する医療やケアを受けるために、前もって自分で考え、家族や医師、信頼する人たちと話し合っておく事を ACP といいます。

人生の終わりまでを、あなたはどのように過ごしたいですか?

自分らしく生きていきたい、自分の望む場所で大切な人と一緒に過ごしたい。そう考えるのではないでしょうか。

しかし、命にかかわる大きな病やケガで命の危機が迫った状態になると、医療やケアについて自分で決めたり、望みを人に伝えたりする事ができなくなると言われています。

自分の意思を伝えられなくなる時がいつ訪れるか予測することはできません。**事前にあなたの望む医療やケアを周囲の人と話し合うことで、万が一の時にあなたの代わりに安心して医療の選択を行えるようになります。**

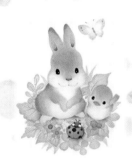

この取組は始まったばかりで認知度が低く、医療従事者でも知らない方が多いのですが、より多くの人が自身の意思を尊重した医療やケアを受けられるよう、厚生労働省は普及活動を行っています。

当院では、人生会議をして患者様たちに声かけをしています。ご希望の方はスタッフまでご相談ください。

公益社団法人 地域医療振興協会
君津市国保小櫃診療所
〒292-0451 千葉県君津市末吉1046

図2　ACPパンフレット

であると伝え、当診療所の可能である時間帯や曜日を話し家族と相談するように伝えました。数日後、Aさんから家族と日程の調整ができたと電話があり、事務スタッフが看護師のスケジュールを確認し予約を行い、医師やスタッフへ日程の報告を行いました。

②相談の実際

Aさんの人生会議の場所を決める際に、「話し合いの場所は自宅のほうがリラックスできますよ」と提案しましたが、Aさんの希望により人生会議は当診療所の相談室（処置室）で行うことになりました。人生会議の場所が当診療所となったので、個室を設けAさんの気持ちの表出しやすい環境をつくりました。最初は話し合いの雰囲気づくりのため、雑談を交えながら家族間での話

し合いがなるべく普段の会話に近い感じになるように心がけ人生会議を始めました。

　進行はACP研修の際に紹介されたACPリレーシートに沿って行いましたが、Aさんは自宅でACPリレーシートにも目を通してきてくれていたので、こちらからの質問に自分の意思をしっかり伝えてくれました。

　人生会議のなかではもしもの話をするため、死を連想させてしまう場合があります。看護師はAさんや娘さんの表情の観察や、声のトーンなど、十分な観察と配慮と確認をしながら行いました。Aさんが「延命治療はしないでくれ。倒れても救急車は呼ばなくていい」と話した時に娘さんが頷きながら「わかりました。呼ばなくていいのね。自然がいいのね」と返事を返していました。その時に、「わかってくれた。ありがとう」とAさんの満足感が得られた返事を聞くことができました。

　人生会議が終了した後は、医師も交えてAさんと娘さん、看護師も一緒に最終確認を行い、医師から「自分の想いを伝えることができましたか？」と尋ねられると「はい。伝えることができました。安心しました」とAさんに安堵の表情が見え、娘さんも「父の意思が聞けてよかった」と話していました。

　相談会ではAさんの気持ちに寄り添い、Aさんの言葉を娘さんと一緒に受けとめることができたと思います。

③結果

　ACPリレーシートはAさんが記録している箇所もありましたが、人生会議のなかの会話で追加された言葉を看護師が書き込み記録に残しました。出来上がった書類は1部コピーをして、ACPの個人ファイルを作り保存しています。原本はAさんに渡し、人生会議で話した内容はカルテに記載しました。

　そして、次のACP選定会議の中でAさんの人生会議のことを報告しました。

　Aさんとの人生会議の内容は、

・延命治療を受けたくないこと。
・救急車には乗りたくないと話していたこと。
・娘に伝えることができて安心したこと。
・娘さんが「父の意思を聞けてよかった」と言っていたこと。

　Aさんにとって人生の楽しみは、学校に通う子どもたちとあいさつを交わすことです。子どもたちと毎日挨拶を交わし、もしもAさんが倒れた時に子どもたちに「今日あのおじさん居なかったね」と気づいてほしいそうです。Aさんは、人生最期の日を考えて今を生きているのだと感じました。

　スタッフも「Aさんの気持ちが娘さんに伝わってよかった」「Aさんの人柄がよくわかりますね」など相談会には参加しなくても内容に共感するコメントがあり、情報共有ができていると思いました。医師も「大切なことは医療者が介入することよりも家族間が話し合う場をもつことなのでよい人生会議の場となった」と話していました。

④終わりに

　当診療所では、普段からACPパンフレットを掲示、また、患者さんへACPパンフレットの配布や声かけをしてACPの周知に力を入れています。そして、作成したACPパンフレットは地域と連携し、市や自治会などに協力していただき、回覧板での配布や公民館など地域交流の場で配布をしています。そして、望月医師が公民館等で地域の人たちにACPの講演会を実施してACPを紹介し、もしもの話をするきっかけづくりの提供に力を注いでいます。

Aさんのケースを通して思ったこと

　毎週実施しているACP患者選定会議のなかで話し合いを重ね、スタッフ間での周知ができていたので、Aさんへの相談会の切り出し方はタイミングがよかったと思います。また、普段から院内に説明や案内を掲示しているので、ACPとは何かということをAさんがよく理解しており会話がスムーズにできました。日程を決める際もACP患者選定会議のなかで曜日や時間帯を話し合っていたのでスケジュール調整も容易にできました。

　相談会ではAさんと娘さんの話し合いの雰囲気もよく、普段の会話に近い様子でした。Aさんにとってこの取り組みは、もしものときの話ができた人生会議の場となっていると感じました。それは、事前に相談会の資料を案内してスタッフを紹介することで、Aさんと娘さん、看護師もあまり構えずに相談会に参加できていたのだと思いました。

　Aさんの人生会議が終わった後、ACP患者選定会議ではAさんの人生会議の内容を共有してスタッフ間で感じたことを話し合いました。次の人生会議をよりよいものにするためにつなげていくことが大切なので、振り返りや意見交換をすることが重要であると思います。

ACP相談会を通じて感じたこと

　ACPでは、患者さんの人生の目標や楽しみにしていることを理解し継続していくことを一緒に考えることや、突然倒れ意思決定ができなくなった時に備えて「イタコのような存在」または信頼できる人は誰なのかを選定していくことが必要です。また、患者さんとイタコのような存在＝代理決定者と医療従事者が共に話し合い、今後の病状や予後、健康状態について共通理解したうえで今後受けたい治療や療養に対する意向を選択することが重要です。そしてそれは、患者さんにとって大切な話し合いですので、話し合いの内容を記録に残し、患者さんと代理決定者や信頼できる人、医療従事者のなかで共有していくことが大切だと感じました。

ケース3　退院時のACP相談をしたケース　退院時のACP相談をしたケース

はじめに

　にしあざい診療所（以下、当診療所）は滋賀県の琵琶湖の最北端に位置し、北は福井県、東は余呉町木之本町、西は高島市マキノ町に接しています。西浅井町の人口は3,700人、高齢化率は37.7%であり、当診療所は西浅井町唯一の医療機関で、外来診察、訪問診療、訪問看護などを行っています。

　ACP相談をするきっかけは、当時オレゴン健康科学大学のリサーチフェローであった望月医師のACP研究「地域診療所におけるコメディカル主導のアドバンス・ケア・プランニングの実行可能性の研究」への参加でした。

　ACP相談をする対象者の条件はいくつか提示されていましたが、まず退院されたばかりの人にACP相談をしてみようと思いました。入退院は患者さんや家族にとって自分のライフサイクルに影響を及ぼしかねないイベントの1つであり、本人の生活もADLの低下、訪問診療の導入、介護保険の申請など変化が起こりやすいので、入院の話題から今後のケアについて話を聞くよいタイミングではないかと思ったからです。

事例紹介

患者　　　：○さん、女性、90代
家族構成：60代の息子夫婦と3人暮らし。結婚して県内に住んでいる娘がいる。
現病歴　：高血圧、心房細動、脳梗塞後、左大腿骨骨折術後
生活　　：
・要支援Ⅰ　歩行時一本杖使用　ADL自立
・認知症なし
・元中学校教員（定年退職されている）
・脳梗塞を発症する前は地域のサロンを主催されており地域にも教え子多数
・以前から高血圧　心不全で外来通院中
・3年前、一過性の意識消失の後左片麻痺を認め救急搬送され入院し、心原性脳梗塞として治療され、麻痺は回復し、再発なく退院されている、退院後も一度意識消失発作で緊急入院されているが回復されている。
・最近転倒し左大腿骨骨折にて入院手術したが、1か月の入院治療後、退院している。

ACP相談会を提案した理由

　Oさんは、20年前から当診療所に通院していましたが、最近転倒して左大腿骨を骨折し、入院となり、手術を行って1か月後に退院しました。その後の外来受診の際に、「前にも脳梗塞で突然入院したことがあったけど、今回は骨折で入院してしまった。最近、息子にも具合の悪いところが見つかったと聞いていて、また次に入院するようなことがあると息子夫婦に迷惑をかけるかもしれない。どうしたらいいかと思っている」と話していたという情報がありました。

　Oさんは、かなりしっかりされており、今回の骨折でも手術とリハビリテーションをして退院し、杖を使って何とか自分で歩ける状態を維持できていました。しかし、かなりの高齢であり、今後、もしまた入院して何らかの侵襲的な治療が必要になると、どんどん自立した生活ができなくなる可能性が考えられます。Oさんは、息子さん夫婦に迷惑をかけたくないと思っているようであり、骨折の手術という大変な治療をされた後だからこそ、今のタイミングでACP相談をしておいたほうが、Oさんにとっても息子さん夫婦にとってもよいのではないかと考えました。

　また、Oさんは高齢ではありますが認知症もなく話が聞きやすいということと、通院時には息子さんが送迎されており代理決定者との調整も付きやすいのではないかと考えたからです。

実施方法

①アプローチ方法

　Oさんとご家族には、定期の外来時に事前に受けたACP相談員研修で使われたACPリレーシートを使って「今後もし、今までの入院のようなことが起こりOさんが自分の意思を表せなくなり、Oさんに代わってご家族が治療やケアの選択を迫られた時や、介護が必要になった時に、ACPをしておくことで本人の思いが生かされることになること」と説明しました。このACPリレーシートは、地域医療振興協会が独自に作成したものです。

　Oさんに代理決定者の意味について説明すると「今までの入院でも息子夫婦が私のことを考えて世話してくれた。年老いた私を一番に支えてくれているおかげで長生きをさせてもらっているので代理決定者は息子夫婦に頼みたい」と選ばれました。

　相談会の日程は、息子さんが昼間は働きに出ている日もあるのでその日を除いた日に決めました。場所はゆっくり話を聞かせてもらいたいので自宅で行わせてもらえないかと提案したところ、了承していただきました。

　相談会が決まった時、ACPリレーシートを渡し、内容を説明し少し考えてきてもらうようにしました。

②相談の実際

　相談会の日、高齢であり最初のACP相談であることもあるため、大筋のことが聞けたらよいと思っていましたが、Oさんはパンフレットの項目に沿い自分の思いを文章にして準備されていました。

第4章　ACPの事例とアプローチの実際

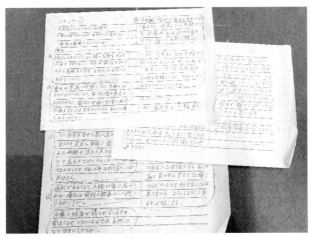
写真　Oさんが書いた文章

　内容は、「自分は今まで仕事や家のこと、退職してからは地域での活動を精一杯してきた」
今自分の大切にしていることは

　　(1) 人に負担をかけず自分のことはなるべく自分でする。

　　(2) 家族の負担にならない。

の2つでした。

　前回入院した時の思いを訪ねると「入院中はとにかくさみしかった、自分としてはさみしい死
に方はしたくない」と話し、「できれば家にいたいが家にいられない時は周りの人の都合のよい
場所を決めてほしい。救急搬送されても大がかりな治療せず静かに終わりを迎えたい」と希望
されていました。

　家族は、Oさんを見ていると、生きる意欲が強いので何かあったら何としても入院させて治療
しなければならないと思っていましたが、本人が書かれた文章を読み、相談会をして、「本人が
どうしてほしいか聞けてよかった。これからいろいろなことが起こってくるかもしれないが、先
生やスタッフとも相談して本人の意に添うようにしていきたい。寝たきりになった時でも状態が
安定して家でみてほしいという希望なら家で看ます。自分たちも具合が悪いところがあるので話
を聞くことができ安心した」と話しました。

　また、Oさんは相談会に参加できない娘さんにACP相談会をするという話を事前にしており
「大変よいことではないか」と娘さんにも言われたと話しました。

　相談会の終わりに、Oさんは、「いままでの病気などのように治るものならありがたい。家に
いたいという希望を息子夫婦に話を聞いてもらってよかった」と話されました。また、Oさんの
想いが変わった時や、状態が変わった時は、いつでもでも相談会をして意思の確認をしましょう
と話して、終わりました。

③結果

　ACP相談会で記入していただいたACPリレーシートは、コピーを電子カルテに読み込んだ後、

紙カルテにファイルし、原本はＯさんに返しました。内容は主治医に伝え、次回診察時に主治医もＯさんの想いを確認しており、何か聞きたいことがあれば何でも聞いてほしいと伝え、Ｏさんが主治医に遠慮なく質問できるような時間を設けました。

事例を通して思うこと

Ｏさんは何回かの入退院を繰り返されましたが、現在は元気で自分のことは自分で行い家族に負担をかけることなく日常生活を送っています。この時期にACP相談ができたのはよいタイミングだったと思います。認知症もなく元教員をしてこられたこともあり、ACPリレーシートを自分で読んで内容を理解して記載しており、理由までしっかり書いてあり、さすがだなと驚きました。

家族、特にお嫁さんは娘さんに対する遠慮もあり、今までＯさんが入院されたり具合が悪くなったりするたびにドキドキしながら生活されてきたと言っていました。しかし、今回、相談会のなかで、Ｏさんが息子夫婦２人に任せることを明言されたので、Ｏさんが自分たちを信頼していることがわかって安心し、お互いの考えがすり合わさっていけたのではないかと感じました。

さらに、人の想いは変わってゆくものなので、退院直後にACP相談をして一時期の想いを確認するだけではなく、少し自宅での生活に慣れ落ち着いてからや、入退院毎に話合っておくことで、家族や本人と話し合ってきた本人の想いが生かされるのではないでしょうか。

ケース4 ケアマネジャーが行うACP

はじめに

　揖斐郡北西部地域医療センター（以下、当施設）は、岐阜県の北西部に位置し周囲を山林と川に囲まれた自然豊かな地域にある施設です。この豊かな自然は当地域に住む人々にとっては実りをもたらしてくれる半面、夏の暑さは日本でトップクラスに入るほどの高温を記録し、冬は県内でも有数の豪雪地帯となるなど、自然の厳しさを目の当たりにさせます。

　当施設は2006年の「平成の大合併」で1町5村が統合された揖斐川町の旧久瀬村地区にあり、町内でも山間部に位置しています。この地域の住民は、かつてはダム建設などで賑わいを見せた時代もありましたが、今では日本の少子高齢化の見本のように2020年には揖斐川町の高齢化率は約40％、旧久瀬村地区に至っては約50％を超える「過疎・高齢化」の目立つ地域です。

　また、この地区は周囲を山に囲まれ外の地域と行き来するためには長いトンネルを抜ける必要があります。元々、昭和50年代にトンネルが整備されるまでは外の地域との行き来がそれほど容易ではなかったため、それぞれの地区ごとで助け合いながら生活をしてきたという社会的背景もあり、その意味では村の住民同士のつながりが非常に強い地域でもあります。

　そんななかにある当施設は老人保健施設と通所リハビリテーション、診療所、訪問介護ステーション、在宅介護支援センターが併設された複合介護施設であり、そのなかで私は在宅介護支援センターでケアマネジャーをしながら診療所の看護師としても勤務をしています。

　今回、地域医療振興協会の研究の一環でACP相談員養成研修を受けてみないかとのお話をいただき、以前より終末期ケアなどに興味があった私はすぐにお受けすることにしました。

　最初に協会主催のACP相談員としての研修を受けた後、実際のACP相談会を行うこととなりました。いざ、ACP相談会を実施するにあたり、まず突き当たったのが「どの患者さんにACP相談会を行うか」といった難題でした。その時アドバイスをくれたのが私の先輩ケアマネジャーで、その方が担当している利用者さんTさんのことを教えてもらうことができました。

　今回、そのTさんに行ったACP相談会の事例について紹介します。

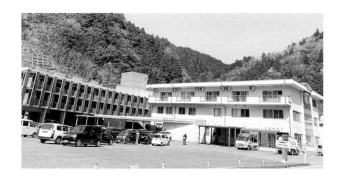

事例紹介

利用者	：Tさん、女性、90代
家族構成	：十数年前に夫と死別。長男と長女がおり、それぞれ別に暮らしている。現在、山間部で一人暮らしをしており、時々長男が泊まりで訪問している
現病歴	：数か月前に早期皮膚がんの部分切除手術実施。それ以外大きな基礎疾患はなし
身体状況	：平成30年より介護保険サービス利用開始しており、現在要介護2。介護保険サービスとしては、週に2回老人保健施設のデイケア通所と月に1回のショートステイを利用している

ACP相談会を提案した理由

・高齢であるが認知機能などは大きな問題がない。

・ご家族も頻繁に行き来しており、協力的である。

・数か月前に早期がんにて入院・手術を経験している。

実施方法

①アプローチ方法

　Tさんが数か月前に入院・手術を経験していることをふまえ、デイケア利用中に体調の確認をしながら声をかけました。そのうえで、一度ご自宅で今回の入院の事や今後の生活などのことについてお話を聞かせてほしいことをお話ししました。また、今後のことについてのお話を一緒に聞いてもらうご家族はどなたかと尋ねると「そりゃ、息子やね」と長男を代理決定者とすることに同意されました。

　相談会はご自宅へ訪問し行うこととしましたが、残念ながら長男さんの仕事の都合が合わなかったため、後日予定されていた当施設でのショートステイ中に面会に来ていただき、その時にお話をすることとなりました。

②相談の実際

　ACP相談会当日、ご自宅へ伺い、Tさんの部屋で相談会を行いました。ご自宅は山間部の急な坂の上に建っており、昔ながらの立派な日本家屋で非常に歴史を感じさせるものでした。玄関先には近所の人が持ってこられたと思われる野菜が置かれており、ご近所さんとの自然な交流が感じられる光景が見られました。

　そんななかでTさんの部屋は、大きな家の割にはやや手狭に感じる大きさでしたが、日常的に必要なものが手の届くところに置かれ使いやすく過ごしやすい部屋となっていました。また、壁には旅先等で撮ったと思われる集合写真がいくつも飾られており、それらについて尋ねると「昔、兄弟とか家族で旅行に行ったときに撮ったものや。みんなでいろいろなところへ行って楽しかっ

たよ」と笑顔が見られ、身内の人とのつながりの深さも感じられました。

　穏やかな雰囲気のなかで相談会を開始し、ACPリレーシートを使用しながら質問を始めていきました。質問に先立ち、Ｔさんの数か月前の入院のことなどに触れながら、自宅での生活について伺うと「家では自分の好きなようにできるのがいいわね」と自宅での生活に満足している様子でした。

　このように、リラックスした状況をつくってから、ACPリレーシートに沿って、まず最初に「生きていくうえで大切にしていることは」という質問をしたところ、「自分のことは自分でしゃんとしてやっていきたい」と一人暮らしを続けてきただけに気丈な言葉が聞かれました。

　「信頼できる人は誰か」の質問に対してはACP相談会をお勧めした時に即答された時と同じようにキーパーソンである長男をあげられ、「長男に全てお願いしているし、長男がよいと思うようにしてもらったらいい」と強い信頼関係が築かれていることを感じられました。

　「もしものときのこと」についての質問に対しては「ほぼ治ることがわかっている治療についてはしてほしいが、延命治療はしてほしくない」と答えられ、延命治療については「人工呼吸器をつけるなどの集中治療室で行うような大がかりな治療」と答えられました。その理由についてはご自身の兄が人工呼吸器をつけた治療を行い、その後亡くなられた経験があり、それを見ていてかわいそうだったと感じたためでした。これらの回答内容より、ご本人が数か月前に高齢ではあったが早期がんの手術を受けられた理由にとても納得がいきました。

　そして「どこで治療や介護を受けたいか」の質問には「70年暮らしたこの家がいいね。ここなら近所の人がいつでも顔を見せてくれるし、家はやっぱりあんき（気楽）に暮らせるでね」と答えられ、自宅や地域に対する愛着が強いことも理解することができました。

　相談会を行った反応として、終始穏やかな表情でお話をされ特に迷いや戸惑いなどは感じられませんでした。

　この相談会で使用したACPリレーシートは、後日予定されていた息子さんを交えての相談会に使用するため、いったん相談員が預かり持ち帰ることとしました。

③結果

　後日、Ｔさんが老人保健施設のショートステイを利用された際、面会に来られた長男さんとＴさんと相談員で再度相談会を行い、お預かりしていたACPリレーシートを一緒に見ながら内容を確認し、Ｔさんの想いを共有しました。長男さんからは、「こういう話はいつも本人とも話しをしている」と普段から本人と思いを共有している状況が伺えました。相談会終了後、主治医ともこの内容を共有させていただきたいことを説明し同意を得て、ACPリレーシートの内容の控えをとった後にACPリレーシートは長男さんへお渡ししました。

　また、後日、診療所の主治医が訪問診療した時に、このACPリレーシートの内容を見ながら主治医と診療所看護師、Ｔさんとで今の想いやもしものときの医療についての考えを共有しました。主治医も診療所看護師も、Ｔさんがもしものとき、人工呼吸器の装着や心臓マッサージ等の治療は望んでおらず、自宅で最期まで過ごしたいとの考えをもっていることを理解し、その内容

をカルテにも記載しました。

ACP相談会を通して思うこと

本人にとって最もよい選択ができるよう支援するのがケアマネジャー

　今回のACP相談養成研修を受け、実際のACP相談会を行って気づいたことは、ACP相談会を行い確認したい内容が、普段自分がケアマネジャーとして行っている相談業務で得ている情報とかなり近いものであるということでした。

　普段、ケアマネジャーとしてケアプランを作成する際、利用者本人がどこで生まれ、どのような人生を歩み、現在どのようなことを大切にして生活しているのか、そしてこれからどのような目標をもち生活していくことを希望しているのかを、ゆっくり時間をかけ話しを聞き理解していく必要があります。同時に本人の背景や周りの環境、家族との関係性等についても理解を深めていくこととなります。そのなかで、この先体調に変化が生じたとき、どのような医療を希望するのか（病院で治療を受けたいのか、在宅での医療を選択するのか、あるいは施設の入所を希望するのか等）を確認する場面も多く、家族と本人の想いの共有を支援する場面にも多く遭遇します。

　また、このようなお話しをゆっくりと時間をかけ本人や家族からうかがうことで信頼関係が築かれ、「実は、あなただから話すんだけどね」といった打ち明け話をされることも少なくありません。これらの相談援助により得られた情報を主治医などの医療機関や各事業所と共有し、本人にとって最もよい選択ができるよう支援を行うこともケアマネジャーの業務の一環です。

　実際、今回の事例のTさんのことについて最初に情報をくれたのも先輩ケアマネジャーであり、その理由として「普段からこの先の医療のことについて考えておられ、ご家族もそれを理解しており協力的だよ。ご本人自身もしっかりしていて、質問に答えることはできると思うよ」とTさんの状況や考えなどを教えてくれたからでした。

　つまり、ケアマネジャーはACP相談会で確認し関係者で共有したい情報の大半をすでにもっていることが多いと言えるのではないでしょうか。

ケアマネジャーこそACP相談に携わろう

　そこで私が最も力を込めて言いたいことは「ケアマネジャーこそACP相談に携わろう」ということです。ケアマネジャーと担当利用者のお付き合いが年単位に上ることは決して珍しいことではありません。その間、ケアマネジャーは利用者のこの先の人生を本人の思いに沿ったものにするためにどのような支援が必要かを常に考え続けています。

　「自宅で最期の時まで過ごしたい」と常々話していた利用者が、突然の体調急変により救急搬送され、病院で過ごすことを余儀なくされてしまい、仕方のない選択だと理解していてもやりきれなさを感じた経験をもつケアマネジャーも少なくないのではないでしょうか。その時にACP相談会を積極的に実施し、本人の想いを家族や主治医と共有できていれば、違う選択肢も生まれ

たかもしれません。

ケアマネジャーがもっている情報はACPで非常に有用で重要

　しかし、実際、ケアマネジャーがACP相談に携わることにはハードルを感じる人は多いかもしれません。特に医療職としての実務経験をもたないケアマネジャーは、もしものときの医療について本人や主治医などの医療従事者と話し合うことにはためらいを感じられる人もいるでしょう。しかし、詳細な治療の選択ではなく長生きへの考え方や何を大切にして生活しているかなど、ケアマネジャーがもっている情報がACPにおいて非常に有用で重要な情報であることは間違いがないことなのです。

　ぜひ、自信をもってACP相談に取り組んでいただきたいと感じています。

リハビリテーション職が行うACP

はじめに

　ここで理学療法士・作業療法士・言語聴覚士等のリハビリテーション専門職：（以下、リハ職）が、ACPを行うことはどのような意味や効果があるのか少し考えてみたいと思います。

　リハビリテーション（以下、リハ）と聞くと、機能回復のための手段というイメージが強いと思います。しかし、元来「Rehabilitation」という言葉には、人間としての尊厳や権利を取り戻すという意味も含まれています。そういった観点から、人生の最期におけるその人らしい生活を支援するという点で、リハ職がACPに寄与できることも多いのではないかと考えられます。

　また、個別リハは、現在の診療報酬・介護報酬において20分を1単位とする考えが浸透しています。そのため、病院や介護老人保健施設（以下、老健）、訪問等における個別リハでは1対1でじっくり話を聞く時間を比較的確保しやすく、患者さん、利用者の生活歴から生活上の価値観、家族内や地域における役割など、リハ評価として聞くことが可能です。

　こういった事柄を評価するためのツールも多く開発されています。昨今、介護保険領域で一般的に利用されるようになった「興味関心チェックシート（図1）」もその1つであり、患者さん、利用者がこれまでの人生のなかで大切にしていることや今後行いたいことなどを深く聞くために使用することができます。

　その他にも、ADOC：Aid for Decision-making in Occupation Choice[1]やライフヒストリーカルテ[2]などの評価ツールがあり、これらを使用した終末期の事例も報告されています。

　ACPのマニュアルやパンフレットにおいても、大切にしていることの参考例として示しているものはありますが、より具体的な人生観や詳細な生活歴から導き出すためにも上記のツールは有効だと思われます。ACPにおいて、治療や医療面の選択だけではなく、明日からの生活を考えるきっかけとして、リハ職が介入し評価することはメリットになるのではないでしょうか。

　また、ACPで抽出できた大切なことや生活目標を実現するために、具体的な生活動作に対してリハ職が介入することも可能です。今後、ACPの正しい理解のもと、より多くのリハ職がその専門性や特徴を生かした積極的なかかわりができるようになることが望まれます。

興味・関心チェックシート

氏名：＿＿＿＿＿＿＿＿＿＿　年齢：＿＿＿歳　性別（男・女）記入日：H＿＿年＿＿月＿＿日

　表の生活行為について，現在しているものには「している」の列に，現在していないがしてみたいものには「してみたい」の列に，する・しない，できる・できないにかかわらず，興味があるものには「興味がある」の列に〇を付けてください．どれにも該当しないものは「している」の列に×をつけてください．リスト以外の生活行為に思いあたるものがあれば，空欄を利用して記載してください．

生活行為	している	してみたい	興味がある	生活行為	している	してみたい	興味がある
自分でトイレへ行く				生涯学習・歴史			
一人でお風呂に入る				読書			
自分で服を着る				俳句			
自分で食べる				書道・習字			
歯磨きをする				絵を描く・絵手紙			
身だしなみを整える				パソコン・ワープロ			
好きなときに眠る				写真			
掃除・整理整頓				映画・観劇・演奏会			
料理を作る				お茶・お花			
買い物				歌を歌う・カラオケ			
家や庭の手入れ・世話				音楽を聴く・楽器演奏			
洗濯・洗濯物たたみ				将棋・囲碁・ゲーム			
自転車・車の運転				体操・運動			
電車・バスでの外出				散歩			
孫・子供の世話				ゴルフ・グランドゴルフ・水泳・テニスなどのスポーツ			
動物の世話				ダンス・踊り			
友達とおしゃべり・遊ぶ				野球・相撲観戦			
家族・親戚との団らん				競馬・競輪・競艇・パチンコ			
デート・異性との交流				編み物			
居酒屋に行く				針仕事			
ボランティア				畑仕事			
地域活動（町内会・老人クラブ）				賃金を伴う仕事			
お参り・宗教活動				旅行・温泉			

生活行為向上マネジメント　　©一般社団法人日本作業療法士協会
本シートは、この著作権表示を含め、このまま複写してご利用ください。シートの改変は固く禁じます。

図1　興味・関心チェックシート（日本作業療法士協会より）

施設紹介

　台東区立台東病院／台東区立老人保健施設千束（**写真1**）は、東京23区初の区立病院として2009年4月に開設しました。病院と老健が同一建物内で運営されており、台東区の地域包括ケアならびに地域共生社会を担ううえで重要な施設として位置づけられています。2019年には開設10年を迎え、地域住民に信頼される病院・施設として認識されつつあります。

　病院機能としては、一般病棟40床、回復期リハビリテーション病棟40床、療養病棟40床とケアミックスであり、また、介護保険サービスとしては150床の老健だけではなく、通所・訪問リハビリテーションや訪問看護、居宅介護支援事業所を併設しているなど、高齢者を中心とした住民が住み慣れた地域で暮らせるよう網羅的にサービスを展開しています。

　開設当初から『「ずっとこのまちで暮らし続けたい」を応援します』という理念を掲げており、区民が台東区に住んでいてよかったと思えるように、また終生、安心して台東区で暮らせるように、地域の医療機関や介護事業者と連携しながら、医療・福祉のサービスを提供しています。このようなことから、当施設においてACPは、非常に重要な取り組みの1つと考えられており、多職種で連携して実施できるよう日々の臨床のなかで模索しているところです。

　ところで、当施設は運営するにあたり、3つの柱を設定しています。その柱は「地域包括ケア」「人材育成」「ヘルスプロモーション」です。そして運営方針の1つとしての「地域のヘルスプロモーション病院としての役割」を位置づけており、さまざまな取り組みを行っています。地域のヘルスプロモーション病院としての取り組みとして実施した2019年度の病院祭[3]では、住民に対するワークショップとして「もしバナゲーム」[4]を実施するなど（**写真2**）、ACP啓発にも努めています。また、新人教育のなかでもテーマとしてACPを取り入れるなど、スタッフの普段の業務から意識して実施できるよう教育しています。

　以下に作業療法士（以下、OT）が老健入所中の利用者に対してACPを実施した事例を紹介したいと思います。

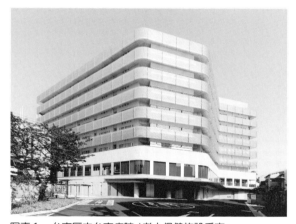

写真1　台東区立台東病院／老人保健施設千束

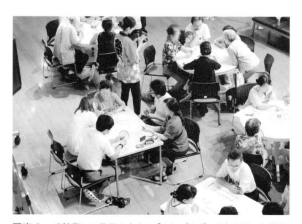

写真2　病院祭にて住民を交えて「もしバナゲーム」を行った様子

事例紹介

患者 ：Ｔさん、女性、80代後半。老健入所中。入所して約４か月が経過した頃に ACPを実施

介護度 ：要介護3

現病歴 ：虚血性心疾患。2006年に経費的冠動脈形成術（PCI）を施行し、左主管部、右冠動脈に薬剤溶出性ステントを留置しています。

合併症・既往歴：発作性心房細動および2017年に腰椎圧迫骨折。

生活歴 ：東京都Ａ区出身、結婚を機に台東区へ転居、夫とともに自営業を営み、２人の娘を育てました。２人の娘が結婚した後は夫と二人で過ごしていましたが、2015年頃より体調不良および下肢筋力低下が顕著になり、転倒を頻回に繰り返すようになりました。また、自宅に風呂がなく銭湯に通っていましたが、銭湯まで行くことが徐々に困難となり、介護保険申請に至りました。

2018年にインフルエンザＢ型に感染して入院し、高齢の夫との２人での生活が困難と考えられたため、リハ目的で当老健に入所しました。入所およびリハの甲斐があって、３か月後に在宅退所の運びとなりました。

しかし、高齢の夫との老老介護であったため、当老健のショートステイや通所リハを利用しながら、在宅生活を継続することになりました。その後、夫の入院時に当老健に再入所することはありましたが、再度在宅退所するなど、継続した在宅生活を送っていました。

2020年11月、夫が転倒し入院、独居での生活は困難であったため、慣れた当老健に再々入所することになりました。

家族構成：夫と２人暮らしで、娘２人は同居しておらず、ともに自宅まで１時間以上の距離に住んでいます。入所時のキーパーソンは次女で、入所以前から定期的にＴさん宅まで訪問していました。今回のACPにおいて代理決定者は次女になりました。

自宅環境：２階建ての一軒家。自営業の作業場兼自宅であったため、玄関の段差が高く、昇るためには３段の昇降が必要でした。１階に居住スペースがあり、２階に上がることはなかった様子でした。入浴はサービスを利用し行っていました。

日常生活動作（ADL）：起き上がり動作や移乗動作は自立していました。移動は、自宅では短い距離を伝い歩きで行っていたものの、入所後は施設内移動を車椅子自走で実施していました。トイレ動作に関しては下衣が上げきれず介助することもありましたが、その他の部分は自立して可能でした。

認知機能：今回入所時のHDS-R（長谷川式簡易知能評価スケール）は13点でした。見当識や短期記憶の低下はみられるものの、会話や意思表示に大きな問題はありませんでした。自らの想いや意向を述べることは十分可能あり、ACPを実施することができると考えました。

ACPが必要だと思ったきっかけ

　入所当時は、以前と比べてそれほど大きな心身機能低下やADLの低下はみられませんでした。夫にとってはTさんの世話をすることが生き甲斐となっている面もあり、なるべく夫の意思を尊重し自宅退所を目指したいとキーパーソンである次女は考えていました。しかし、入所から約1か月後に同居されていた夫が逝去されました。Tさんは精神・心理的に落ち込み、食事量も減少していました。また新型コロナウィルス感染対策の影響で家族面会ができない状況でした。

　キーパーソンである次女や担当OTからみても独居での在宅生活が難しい状況でした。夫が亡くなったことや自宅退所が難しいことから、Tさんは人生の大きな転機を迎えていると思われ、ACPを実施することで、これからの人生や生活において大切にしていることを考える機会になると考えました。

実施方法

①アプローチ方法

　当老健では入所者全員に対して週3回以上の個別リハを提供しています。担当OTとTさんは今回の入所が初めてのかかわりではなく、以前の入所時や通所リハにおいて介入していたこともあり、関係性は比較的構築されていました。Tさんに対する個別リハの会話のなかでACPに関して話題を提供し、意思を伺いながら実施に向けたきっかけをつくりました。その後ACP実施に関して依頼すると快く引き受けてくれました。

②相談の実際

　新型コロナウィルス感染対策の影響による面会制限があり、家族が同席しての実施は難しい状況でした。認知機能の低下は見られるものの、自身の意向や思いは施設生活上でも述べることができており、家族は同席せずに実施する運びとなりました。

　場所は居室で実施しました。実施に際し、地域医療振興協会が独自に作成したACPリレーシートを使用しました。ACPリレーシートをTさんが読みながら行うのではなく、担当OTがゆっくり説明しながら行いました。

ステップ1　「大切にしていることは何か考える」

　何か改まって話合いをするという雰囲気ではなく、普段のリハ場面における会話の延長のような自然な形で実施できるよう心がけました。会話のなかで「夫が亡くなったのであとは気ままに過ごすしかないね」「家族に迷惑をかけたくないね」と話し、家族への思いが聞かれました。

　一番気になっていることは家族で過ごした家のことであると伺い知ることができました。より具体的に大切な活動や目標にしていることを引き出せるよう「興味関心チェックシート」を使用しながら話すと、旅行・温泉／散歩などがあがりました。その背景として、近所の友人への想いや住み慣れた地域について語ってくれました。話を進めるなかで「住み慣れた家ですからね。今はだれも住んでいないから埃だらけかもね」と家を片付けたいという想いが聞かれ、結果的に、

大切なこと・目標にしていることとして「家の中を整理したい」があがりました。

　長く生きることに対しての価値は、一般的な治療は受けたいが、手術とかはしたくないと話し、残りの人生は気ままに過ごしたいと話しました。

ステップ2 「もしものときのことを考える」

　あまり先のことは考えられないと話していましたが、手術や胃ろうなどの大きな治療はしたくないと明確に意思表示しました。Tさんから幾度となく「気ままに過ごすのがいい」との発言が聞かれ、最期はどこで過ごしたいかという話のなかでは、住み慣れた自宅で過ごしたいという想いがありました。しかし、1人での生活は難しいという認識ももっているようでした。

ステップ3 「信頼できる人に伝える」

　もしものときに自らのことを誰に任せるか尋ねると、次女と話しました。入所前から次女がTさんおよび夫のサポートをしており、信頼しているようでした。これらのことから次女を代理決定者としました。本来であればTさんと代理決定者が同じ場で想いを共有することが望まれますが、入所中であることや新型コロナウィルス感染対策の影響で同席しての実施ができなかったこともあり、後日ACPを代理決定者に担当OTが伝えることにし、これらに関してTさんから同意が得られました。

ステップ4 「明日からの生活を考える」

　ステップ1であがった「家の中を整理したい」という想いを共有し、定期的に自宅へ行って家族と過ごすことを今後の目標にしました。前述の通り、自宅玄関の段差が高く段差昇降が必要であったため、家に入るための段差昇降練習を個別リハのなかで実施していくことを共有しました。実際に個別リハ場面で取り組み、自宅に行った際の動作の安定を目指しました（写真3）。

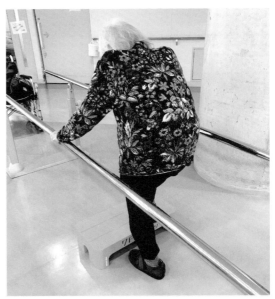

写真3　階段昇降練習の場面

③結果

　活用したACPリレーシートはカルテに保存し、話し合った内容は電子カルテに記録しました。また、目標や想いはカンファレンスで他のスタッフと共有しました。

　今回、Tさんと代理決定者を交えてのACPは実施できませんでしたが、後日お会いした際に、担当OTがACPリレーシートを見せながら、その様子およびTさんの想いを伝えました。そのなかで代理決定者である次女は「自宅で生活させてあげたい気持ちもあるが、現実的には難しく、本人の想いである『家の中を整理したい』ということは少しでも叶えてあげたい」と言われ、Tさんの想いを汲み取ってくれました。

本事例においてACPを実施したことで代理決定者にとってもTさんの今後の生活を考えるきっかけになったと思われます。ACPを実施した約2か月後に当老健から退所し、有料老人ホームに入居する運びとなりました。退所時に代理決定者である次女と担当OTが話し、有料老人ホームのスタッフに今回のACPであがった内容について伝えていただくことになりました。また、退所後に有料老人ホームに向かう道中、自宅で家族と過ごす時間をつくってくれるなど、Tさんの想いをふまえて実際に動いてくれました。代理決定者からは、有料老人ホームに行っても時折外泊をして住み慣れた家で一緒に過ごしてあげたいという想いが聞かれました。

おわりに

　今回の事例では、対象者が当老健に再々入所であったことや数年にわたり同じ担当OTがかかわっていたこともあり、これまでの生活状況、自宅の様子などを熟知しており、スムーズなACPの実施、また想いの抽出や共有につながったと考えられます。裏を返せば、ACPを実施するうえで、対象者の生活背景が見えないと想いの抽出や共有が難しくなると思われ、そういった観点からACPを実施するうえで多職種で連携して対象者の全体像を捉えることは有効ではないかと感じました。

引用・参考文献

1）ADOC作業療法士とリハビリ患者のためのipadアプリ．http://adocproject.com（参照2021.4.18）
2）田中寛之他：ライフヒストリーカルテの作成：生活史を多職種で共有する意義．老年精神医学、25（7）：801-808、2014.
3）野本潤矢他：「台東病院・老健千束祭」の開催意義と職員の認識：全職員を対象としたアンケート調査を通して．月刊地域医学、34（9）：704-709、2020.
4）iACP もしバナゲーム．https://www.i-acp.org/game.html（参照2021.4.18）

患者宅で行うACP

はじめに

　にしあざい診療所（以下、当診療所）の有する地区は過疎化、高齢化が年々進行しています。当診療所地区以外の受診者はおらず、患者の約7割は高齢者です。また、地域の世帯構成も高齢者のみの世帯、高齢者の独居世帯であり、2世帯が同居されていても、若い世代は仕事に行かれて、日中は高齢者の独居という世帯が多いです。

　そんな当診療所がACP相談会をするにあたり一番頭を悩ませたのは、どこで相談会をするのかということです。当診療所までの交通手段は地区内を巡回するバスですが、2時間に1本程度しかなく、ワゴン車であるため乗り降りの昇降段差が高く、ある程度自立した人でないと利用ができません。また、自宅で療養されており、自分だけでは受診できない患者さんは、ただでさえ定期の診察受診に、身近な若い世代に気をつかいながら送迎をしてもらっている人たちであり、相談会開催のために診療所に来てもらうことは容易ではありません。

　このような環境因子はACP相談会の参加阻害因子となりかねませんが、在宅で療養している人こそACPをする意味は大きいのではないかと考えます。当診療所は地区の人しか受診しないということもあり、ある程度ご自宅を知っているという強みを生かして、患者宅でのACP相談会開催を試みることになりました。

事例紹介

対象者　　：Iさん、男性、80代

家族構成：妻と二人暮らし、息子1人、娘2人。息子夫婦が同敷地内に別棟で生活している。孫は遠方で大学生。娘二人は結婚後近隣で生活

現病歴　：74歳　COPD（慢性閉塞性肺疾患）で3年前から在宅酸素療法を受けている

身体状況：要介護1。妻に介助をしてもらいながらADL（日常生活動作）はほぼ自立している。週1回の在宅訪問により、呼吸器リハビリテーションを受けているが、労作時の呼吸苦は強く、トイレに歩行した後は酸素飽和度が60％台まで低下することもしばしばある

ACP相談会を提案した理由

　Ｉさんは、COPDの発症時から200床を有する地域の中核病院であるＡ病院に定期的に受診していましたが、肺炎にかかり入退院を繰り返すこともありました。そのため、呼吸状態の悪化やADLの低下により通院が困難となることが予想されるため、Ａ病院から近くの診療所での訪問診療の導入を勧められました。そして、自宅から一番近い、当診療所が訪問診療を行うことになり、Ｉさんの妻が訪問診療の件で当診療所に相談に来られました。

　その時、Ｉさんの妻は、「病院の先生に死に場所を決めておくように言われたわ」とＡ病院受診時に不快に思った出来事を話されました。当診療所とＡ病院とはネットワーク上でカルテを閲覧できるシステムがあるため、Ｉさんの妻に同意を得てカルテを見ると、最後のＡ病院受診時に、Ｉさん、妻、娘に「COPDの進行に伴い、ADLの低下や、呼吸状態が悪化してくる可能性がある。元気な間に本人も交えて今後の話や看取りの話をしておくように。往診の希望もあり、診療所に紹介するが、状態悪化時は入院の必要もある」と話したと主治医の記録がありました。内容としては何の問題もなく、ACPの必要性を外来で話しただけのように思われましたが、家族にしてみれば、Ｉさんはまだ元気なのに看取りと言われショックだったのでしょうか。または、かかりつけ医を代わるというタイミングに話をされたために、見放されたように感じたのかもしれません。しかし、今後、COPDが進行すれば考えなくてはいけないことであり、ACPの必要性を本人・家族が肯定的に理解できるまで説明が必要だと感じました。そのため、訪問診療導入を機に診療所スタッフがACP相談会の開催を提案することとしました。

実施方法

①アプローチ方法

　当診療所はみなし指定訪問看護も運営しています。訪問診療の導入とともに訪問看護で入浴介助をしてほしいとの依頼があったため、週2回訪問看護が入ることになりました。いつどのようにアプローチするか診療所の医師と相談し、訪問看護の終了後に、看護師がＩさん本人と妻にACPとはどういうものかを説明することにしました。

　アプローチ当日、当診療所で作成した「こころづもりシート」の表紙に記入してある、人生会議（アドバンス・ケア・プランニング：ACP）とは？　という説明文を読みながら行いました。Ｉさんも家族も人生会議やACPについては全く知識がなく、「なぜ、診療所がそんなことを知りたいのか？　病院でも同じようなことを言われた」とＩさんは言われましたが、「今後、患者さんの想いや意向を尊重したうえで、私たち診療所も患者さんの人生を医療の面からサポートしたい」ということを伝えると納得されました。

　ACP相談会の開催について同意はされましたが、どんな内容を話すかわからない様子であったため、説明に使用した「こころづもりシート」を前もって渡し、書いてある内容について考えておいてほしいと伝えておき、記入できるようであれば記入してくださいと伝えました。

　ACP相談会の同席者を決めるにあたり、代理決定者は誰になるのかを問うと、妻がしっかり

しているあいだは、妻にすべて決めてほしいとのことで妻に決定しました。しかし、妻も80歳代と高齢であるため、敷地内に住んでいる息子夫婦の同席や、娘の同席も勧めましたが、仕事で平日は忙しいため参加できないとのことでしたので、後日「こころづもりシート」を活用して伝えることにしました。

ACP相談会の開催場所は、Ⅰさんは在宅酸素を導入する時に自動車免許を返納されており、妻はもともと免許を持っていないため、車で診療所に来院することは困難であると考え、次の訪問看護の終了後に、自宅でACP相談会を行うことにしました。

②相談の実際

ACP相談会の当日、訪問看護終了後にⅠさん宅の居間で、Ⅰさんはいつも座っているソファに座り、相談員はⅠさんの目の前にあるテーブルの左斜め前の座布団に座りました。

妻はⅠさんとテーブルを介して対面はしていますが距離を取り、普段座っているであろう台所に近い扉の前の畳に正座され、3人で話し合いを始めました。「こころづもりシート」の内容は読んでおいたとのことでしたが、記入はされていなかったため、「こころづもりシート」に沿って順番に話を聞いていきました。Ⅰさんには、ご自身で記入してはどうですかと勧めましたが、「難しいことは書けない」と言われたため、相談員が記入をしていきました。

妻は、途中、Ⅰさんが自分では決して言わないいような普段の様子や、妻の想いを話してくれました。Ⅰさんは、今まで診療所には定期的に通院はされていませんでしたが、具合の悪いときなどに受診に来られることもあり面識はありました。しかし、通院時は体調が良くないため、あまり話されることなく、頑固なおじさんという印象で、自分の意思を通すような人というイメージがありました。しかし、相談会で話をしてみると、話し好き、人とわいわいと賑やかにするのが好き、お酒好き、そして妻を大切に思われていることがとてもよく伝わってきて、妻との馴れ初めまで話をしてくれました。そして、「もしものとき、妻が元気なら妻にすべてしてほしいが、そうでなければ、妻の負担にならないような方法をみんなで決定してくれれば、自分の想いはそれでよい」と話されました。

しかし、「今は酸素をしているからできないが、元気な身体に戻って、またグランドゴルフや、畑仕事、友達とお酒を飲んでわいわいしたい」などという想いは次々と出てはきますが、現在の自分のしたいことや、大切にしていることは話が出てこず、そこには目が向けられていない様子でした。そして「これ以上、呼吸状態がよくならない病気だということは、先生に聞いてよくわかっているが、どうかこの病気を治してほしいと伝えてくれ」と話され、疾患に対する病状進行の受け入れが十分できていないようでした。

きっとこのような状況では、病院で看取りの話を考えておくように話をされても受け入れられないのは納得できました。また、そのように考えているⅠさんに、もしものときに人工呼吸器はどう考えているかを問うことにためらいを感じました。しかし、病状進行からすると今後必要となる可能性のある処置であり考えておく必要があります。答えやすいように他のさまざまな延命治療を写真で示したパンフレットを見せて、そのなかの1つとして人工呼吸はどう考えているかを問うことにしました（写真1）。すると、考えていたほどⅠさんは特に気にすることもなく、人

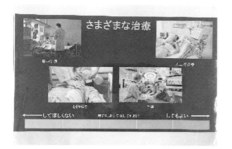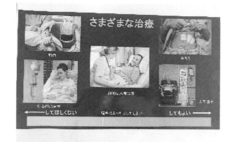

写真1　延命治療を示したパンフレット

工呼吸器は希望されないと言われました。

　敷地内に住む息子夫婦に頼ろうとしない様子でしたが、関係は良好なようで、週末には一緒にお酒を酌み交わすような仲であることがわかりました。また、自分のお葬式は葬儀場ではなく、家でしてほしいなどの話も普段からしているとのことでした。親子でかかわりをもっていないのではなく、お互いに信頼しあっているからこそ、必要以上の手助けをする必要はないという関係性がうかがえました。

　Ｉさんも、妻も終始笑顔で1時間近く自分の思いや考えを話してくれました。最後にＩさんの妻は「こんなに私を頼られて、私のほうが先に死にたいわ」と冗談ながらに話されましたが、どこかうれしそうでよい表情をされていて、そんな妻をＩさんも笑顔で見ておられました。

③結果

　診療所で作成した「こころづもりシート」の最後には、「今日話し合った内容を誰に伝えたいか」という項目がつくってあります。その項目をＩさんに確認したところ、妻、息子夫婦、別居している娘、診療所の医師と看護師、担当ケアマネジャーに伝えておきたいと言われました。息子夫婦や娘さんには本人から「こころづもりシート」を見せると言われたため、これを機に話ができるとよいことを伝えました。診療所の医師、看護師、担当ケアマネジャーには看護師から会議の内容を伝えてほしいとのことで、原本をお返しすることを約束し、一度「こころづもりシート」を預かり、コピーさせてもらってから後日自宅に持っていきました。コピーした「こころづもりシート」は、Ｉさんのカルテに保管し診療所の医師、看護師、ケアマネジャーに見てもらい、いつでも情報共有できるようにしました。後日訪問看護時に、Ｉさんに会議の内容を家族に伝えたか聞いたところ、息子と娘にこころづもりシートを見せたところ、「親父の思うようにしたらよいと言われた」とのことでした。

　また、今回想いを聞いたことで、Ｉさんが病気や症状に対しての受容ができ、今できることや、やりたいことに目が向けられるようなはたらきかけを、訪問看護や訪問診療でしていきたいと思いました。

事例を通して思うこと

患者さんを主体として ACP が行える。そこが自宅での ACP のよさ

　医療者が患者宅に訪問する場合、主体は患者です。そんななかで ACP をするということで、病院や診療所では見られない患者さんの一面をみることができます。自宅ではリラックスされているため、話しやすいようで、家族のこと、今までの人生史、近所のこと、趣味のことなど、たくさん自分のことを話されます。医療者は ACP 相談のファシリテータとして司会進行をする立場で参加しているのに、いつのまにか、話を聞かせてもらいに来たお客さんのような気分になってきます。

　患者さんを主体として ACP が行える。そこが自宅での ACP のよさです。診療所や、病院に来られている時の患者さんは少なからずとも緊張されていますし、よそ行きの顔をしています。そんななかで話を聞くよりは、自宅でお話を聞くほうがより本音に近い話を聞けるのではないかと思います。

　家の周りを見渡せば、飾ってある家族写真、庭に植えてある花や野菜、時には整頓されていない乱雑な部屋で生活されていることもあります。しかし、そのすべてが患者さんを取り巻く生活背景であり、患者さんの人生そのものなのです。その様子から家族背景や生活状況を把握することができ、そこから得た情報をもとに、話を広げていくこともできます。

最期の時までどこでどのよう生きていきたいかをともに考えること

　Ｉさん宅にも玄関には夫婦 2 人分のグランドゴルフのステッキ、居間には表彰状や二人の写真が飾られていて、夫婦仲や趣味の話を聞き出す題材となりました。それらすべてをふまえたうえで ACP 相談を進めていくことに意味があり、また同席した人はその人となりや想いを知ることで充実感を得ることもできます。もしもの急変時にどうしてほしいかだけではなく、最期の時までどこでどのように生きていきたいと思っているのかを考えておくこと。これこそが本当の意味での ACP 相談であり、「人生会議」であると思います。

　ACP 相談会を開催することで、医療者が、患者さんの人生をどうにかできるものではありません。私たちは、患者さんの人生のひと時に寄り添い、少しお手伝いするだけです。それがきっかけで何かが変わるかもしれないし、何も変わらないかもしれない。しかし、これからの人生に少しでもよくなるきっかけになれば、そんな思いで ACP 相談会をしていけるとよいと思います。

　Ｉさんの自宅には相談会後も訪問看護で入浴介助に伺っています。「病院で死に場所を決めておくように言われた」と不機嫌であったＩさんでしたが、湯船につかりながら「家の風呂は最高や。最期はやっぱり家で死にたいな。死ねるかな」と話されるまでになっています。

第5章

行動理論や技法を
上手に使って
アプローチしよう

はじめに

ACP人生会議とは、厚生労働省（以下、厚労省）は「もしものときのために、あなたが望む医療やケアについて前もって考え、家族等や医療・ケアチームと繰り返し話し合い、共有する取組」[1]としています。一方で、私たちが取り組むACPは、単にもしものときの医療やケアについて共有するだけではなく、"もしも"のときまで、地域住民がその人らしく心身ともに豊かな人生を過ごすことができるように、その人の想いに寄り添いながら、日々の健康や生活環境の改善を支援していくことも含むプロセスだと考えています。そのために必要なことは、患者さんにACP相談を受けてもらうことと、相談会だけで終わらずにその後も継続して、チームで患者さんの幸せの実現を支援することです。

ここでは、行動理論やコミュニケーション、対人関係に関する技法を活用してどのように支援するかということについてご紹介したいと思います。

行動理論を上手に活用し、患者さんを支援する

❶ どうすれば、ACP相談を受けてもらえるのか

はじめて外来を受診された患者さんに、「ご自分のACPについて考えてみませんか」と声をかけたとしてどのような反応があるでしょうか。ACPについて全く知らない人は、その重要性や必要性を理解できていないので、「やってみます」という反応にはならないでしょう。前から興味をもっていたけど、「なかなかできなくて」という人は、「こうすればできますよ」と伝えると、「やってみようか」という反応されるかもしれません。興味をもっていて、自分にもできそうだと思っていた人は、「やってみます」と返答されるのではないでしょうか。ここで重要なのは、「ACPについて考える」という行動に対して、その人がどのような準備状態（準備性）にあるかということと、行動に対する重要性や自信があるかということです。

1）準備性と重要性、自信の関係を知る

ロルニックら[2]によれば、行動変容を支援するために重要な概念として、「準備性」と「重要性」「自信」があると述べています。「準備性」とは、変化のステージモデルからとったもので、ステージとも呼ばれています。「重要性」や「自信」は、健康信念モデルや自己効力理論など、いくつかの行動科学の理論で提唱されているキーとなる概念です。ロルニックらは、行動変容に対する「準備性」の程度を知る因子として「重要性」と「自信」があるとしています（**図1**）。

ここで、ワクチン接種という行動を例にあげて準備性と重要性、自信について考えてみたいと思います。

2020～2021年は、新型コロナウィルスに関するワクチンの話題でもちきりでしたが、ワクチ

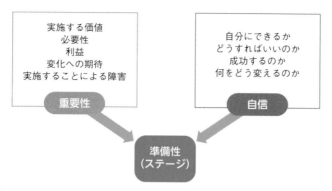

図1 準備性、重要性、自信の関係
（ステファン・ロルニック他著、中村正和他監訳：健康のための行動変容. p.48〜59、法研、2001参考に作図）

ンにはいろいろとあります。帯状疱疹ウィルス、肺炎球菌、インフルエンザウィルスなどですが、例えば、帯状疱疹ウィルスに対するワクチン接種を受けることが自分にとって重要だと思う人はどれだけいるでしょうか。多くの人は、帯状疱疹に対するワクチン接種に対する重要性の認識は低いのではないでしょうか。

しかし、一度身近な人が帯状疱疹にかかり、その痛みや苦痛が生活に支障をきたすことを知ったり、ワクチンを打てば発症の予防や帯状疱疹後神経痛などの後遺症が軽減されるという効果について認識すると、ワクチン接種の重要性が高まります。そして、ワクチン接種できる医療機関の情報や費用がわかり、受診する時間の調整ができれば自信が高まります。その結果、帯状疱疹ワクチンを接種するという行動をとる可能性が高くなります。

一方で、肺炎球菌に対するワクチンはどうでしょうか。65歳以上の人や、心筋梗塞などの循環器疾患や、喘息などの呼吸器疾患をもっている人には強く推奨されており、平成26年から65歳以上の高齢者を対象として定期接種となりました。そのため、医療機関でも肺炎球菌ワクチンに関する情報を掲示しており、自治体からの個別通知や広報活動、費用の減免も積極的に実施されているので、帯状疱疹ワクチンに比べて重要性や自信が高まりやすいのではないでしょうか。その結果、肺炎球菌ワクチンを接種する可能性が高くなります。

さらに、新型コロナウイルスの場合、今のところ特効薬がなく、ワクチンが重症化や死亡のリスクを減らす唯一の手段であるため、長期の効果や副反応については明らかでないものの、ワクチン接種の重要性が特に高まりやすくなっています。自治体から接種券が送られてきて、指定された場所に行けば接種が受けられるのであれば自信も高まりますが、ワクチンが不足している状況下では、個人で解決できる問題ではないため、重要性は高くても自信は高まらないことになります。

このように、行動科学の研究の結果から、行動変容の準備性、言い換えると行動変容を起こす可能性は、その行動に対する重要性の認識と行動ができるかどうかという自信によって決まると言えるのです。

したがって、ACP相談を受けてもらうようにするには、ACP相談に対する「重要性」の認識を高め、ACP相談ができそうだという「自信」をもってもらうようアプローチすればよいと思います。

２）重要性と自信にアプローチする

〈重要性へのアプローチ〉

ACP相談に対する重要性の認識を高めるためには、

・ACPを実施することはどのような価値があるのか。
・なぜ今それをする必要があるのか。
・それをするとどんな利益（得られる効果）があるのか。
・それをするにあたって何か犠牲にすることや問題になることがあるのか。

などについて、患者さんと話合いをしながら、認識を高めたり、問題点を解決していくことになります。

まずは、第1章の内容や第2章で紹介したACPリレーシートの2枚目を活用して、なぜ必要なのか、どんな利益があるのかということを説明するのがよいと思います。なぜ必要かについては、普段かかわっている医療者だからこそわかる、その患者さんがおかれている状況や今後起こりそうなことなどを、過度に不安を高めないように配慮したうえで説明したり、病状が改善し退院されたばかりであれば、そのことを振り返ってもらい、必要性を理解してもらうとよいと思います。利益としては、例えば患者さんの想いを家族が共有することで、患者さんの想いを叶えることができること、想いを共有しておくことで、もしものときに家族の負担が少なくなるなどです。厚労省の「人生会議」[※1] に関するサイトを紹介してもよいと思います。このような話し合いにより、患者さんがACP相談の価値、必要性、利益などについて認識できれば、重要性が理解でき、行動に対する準備性が高まると思います。

〈自信へのアプローチ〉

ACP相談ができそうだという自信を高めるためには、

・医療従事者が手助けをしながら無理なく進められること。
・内容は難しくないこと。
・話し合いの途中でも、中止できること。
・話し合いの内容は、いつでも変更できること。

などを説明し、自分にもできそうだと思ってもらいます。

例えば、診療所や病院に来ることが難しい場合には、自宅でも実施できると伝えれば、それならできると思ってもらえるかもしれません。時間と場所、ご家族が参加できるかなどが決まれば、「当日は医療従事者がお手伝いしながら話し合いを進めていきますよ」と説明したり、ACPリレーシートを紹介し、複雑な内容を考えるのではなく、普段何を大切にしているのか、今後のことをどう思っているのかなどについて、「患者さんのお気持ちを尊重しながら、少しずつ進めていきますよ」と説明したりすると具体的な相談会のイメージがつくのではないでしょうか。事前にACPリレーシートを渡して、内容を見てもらうとよいと思います。

また、患者さんの準備性が整うことが最も大切ですので、相談会の日程を決めていたとしても、

※1　https://www.mhlw.go.jp/stf/newpage_02783.html

気持ちが変わればいつでも中止できることや、相談会をしたとしても自分の想いがまとまっていなくてもよいこと、相談会後に想いが変化したときはいつでも変更できることなどを丁寧に伝えることが大切です。特に想いが変わることは「よくあること」だと説明することで、患者さんは安心して相談会をすることできるのではないでしょうか。

〈第4章で紹介したケースにおける重要性と自信の状態や変化〉

ケース6（p.108）では、通院していた病院からACPをすることを勧められていましたが、家族は「病院の先生に死に場所を決めておくように言われたわ」と話しており、ACPに対する誤解があり、重要性の認識がありませんでした。そこで、にしあざい診療所で作成した「こころづもりシート」を活用して、ACPについて丁寧に説明し、「今後、患者さんの思いや意向を尊重したうえで、私たち診療所も患者さんの人生を医療の面からサポートしたい」という説明により、患者さんや家族が重要性を認識することができました。そして、「どんな内容を話すかわからない様子」があり、「こころづもりシート」を渡し、書いてある内容について考えておいてほしいと伝えており、これにより相談会をすることの自信は高まったと思います。

ケース2（p.86）は、普段から娘さんと、「もし自分が倒れたら」という話をしていたので、ACP相談をしませんかと声をかけられた時には、すでに重要性の認識があり、そこに「自宅に訪問してもできるし、または当診療所でも実施できる」ことを伝えることにより、相談会をすることの自信を高めました。

ケース3（p.92）は、骨折の手術という大変な治療をされたあとで、息子さん夫婦に迷惑をかけたくないと思っていた時に声をかけられており、このケースも重要性の認識があったため、具体的に息子さんが参加できる日を提案するとともに、ACPリレーシートを渡すことで、相談会のイメージをもってもらい、自信を高めています。また、診療所に来ることは難しいという障壁があった場合には、自宅でも実施できると言われれば、それならできると思ってもらえるのではないでしょうか。

3）ナッジを使ったアプローチ：EASTを活用してみよう

ここまで、行動に対する「準備性」「重要性」「自信」の3つの視点から、患者さんがACP相談を受けるために、どのように支援するかを紹介しました。ここで視点を変更して、厚労省ががん検診の受診率を上げるために活用を勧めているナッジという手法を使って、ACP相談の応需率を上げるためにどうすればいいのか考えてみたいと思います。

ナッジ（nudge）は「そっと後押しする」という意味で、ナッジ理論とは、2017年にノーベル経済学賞を受賞した行動経済学者のリチャード・セイラー氏が、2000年代に提唱したものです。ナッジを臨床の現場で使いやすくするために、英国のThe Behavioural Insights Team（BIT）という組織が、EAST（Easy、Attractive、Social、Timely）というフレームワークを開発しました。詳細は、厚労省のサイトにある「受診率向上施策ハンドブック：明日から使えるナッジ理論」[3]をご覧ください。

では、このEASTを使ってACP相談に向かうように支援するためにはどうしたらいいでしょうか。

Make it Easy ▶ 簡単にできる方法を示す

　ACP相談をする方法について、診療所でもできるし、自宅でもできるし、時間も調整できるし、こうですよ、ああですよと、いろいろと提案しても、どの方法を選択すればよいのかわからなくなり、結局考えておきますとなり、相談につながらないかもしれません。高齢者には提示する選択肢は多くないほうがよいと言われています。また、高齢者では現状を維持しようという傾向が強いので、複雑な話には興味を示してくれません。患者さんの家族背景や、通院状況、身体状況などを考慮して、患者さんに合った方法を限られた選択肢に整理して提示するのがよいでしょう。「シンプルイズベスト」です。

　例えば、ケース1（p.80）のように、もともと介護保険の主治医意見書作成のときには、代理決定者となるような家族とともに受診してもらうことが決まっていれば、今日はちょうどよい機会なのでACP相談を始めましょう、と言うと簡単にできるのではないでしょうか。「当医療機関では介護保険の主治医意見書作成の際にACP相談をセットで行っています」と伝えるのも、デフォルト設定（初期設定）というナッジの活用方法であり、納得して相談に応じてもらいやすくなります。

Make it Attractive ▶ よいことがあると示す

　ACP相談をすると、自分や自分に関係する人にとってよいことがあると理解してもらうということです。例えば、もしものときに、ご家族が困らずにあなたの想いを医療者に伝えることができますよ、そうするとあなたも安心ですよねと伝えることです。

　ケース6（p.108）では、診療所を受診する前の病院で言われたACPに関することを誤解していたので、非常に不快な思いをされていて、あのままではとてもACP相談をすることはできなかったと思います。しかし、本来のACPの意味を説明したところ、自分にとって必要と思われたので、ACP相談への重要性が高まり、ACP相談後には、息子夫婦、別居している娘、診療所の医師と看護師、担当ケアマネジャーに伝えておきたいと言われています。

Make it Social ▶ 地域の皆さん、やっていますよとアピールする

　誰しもまわりの人々の行動は気になります。「みなさん、やっていますよ」と言われると、やらなくては、と思いますし、誰もやっていないことをするのはちょっと勇気がいりますよね。新型コロナウイルスワクチンに関心がない人でもみんなが接種していると聞けば、自分もしなくてはと思うでしょう。

　第3章のにしあざい診療所の取り組み（p.55）では、診療所通信でACPを紹介していますし、第4章のケース2（p.86）でも、ポスターを作って診療所で実施していることを紹介しています。これにより、みんなやってるのかな、と思い、自分もやってみようと思うようになるかもしれません。特別なことではなく、誰もが実施していることだと認識してもらうことが重要です。なお、ポスター掲示による情報発信は、先に与えられた情報の影響を受けて、次の行動が引き起こされるというプライミング効果の活用例でもあり、これもナッジの手法の1つです。

Make it Timely ▶ 興味があるなら、やってみましょうとタイミングを逃さない

　患者さんが、ACPに興味をもっている、もしくは実施すべき時期だとキャッチしたら、タイ

ミングを逃さずACP相談をもちかけましょう。そのためには、あちこちにアンテナを張って、主治医を含めスタッフ同士で情報共有をしておくことが必要です。

　ケース1の2例目の事例（p.83）は、介護保険の区分変更があり、生活状況の変化の時期であることや、介護力不足による介護サービスの変更を考えていく必要があることをキャッチしたので、今やるべきだと判断してACP相談をもちかけています。ただ、今がタイミングだと思っても、医療従事者側の準備ができていないとタイミングを逃しますので、いつでもACP相談ができるような体制を整えておくことも必要です。

❷ 明日からの生活を変えるためにどう支援するのか

　私は、長らく循環器領域の看護に携わってきましたが、慢性疾患の患者さんは、病態を悪化させないためにいろいろなことを私たち医療者から指示されます。「体重を落としなさい、禁煙しなさい、水分を制限しなさい、塩分を制限しなさい」など、自分だったらできないと思うようなこともありますが、それでも患者さんに指導しなくてはなりません。患者教育とか生活指導などと言いますが、目標は伝えても、目標達成のための効果的な方法まできちんと伝えていない。また、行動変容するために何が問題なのかというアセスメントが適切にできていないということがあるのではないでしょうか。

　例えば、心不全で再入院する患者さんがいると、「あの患者さん、また今回も塩分過多が原因みたい。塩分制限のこと伝えてるのにね。1日の水分量も伝えてるのにいつもオーバーするんだよね。病識がないのかな」というような看護師の言葉を聞くことがありました。1日の塩分量や水分量は知っていても、それを守る行動をとらないもしくはとることができない理由は、
「必要性を感じていない」
「必要性はわかるけど、どうやってその制限量にすればいいのか、方法がわからない」
「必要性も方法もわかるけど、自分にはがまんできないし、無理だと思う」
などさまざまです。

　つまり、行動変容できない原因にアプローチすることが大切であり、行動変容に導くために、行動理論を上手に活用して、科学的にアプローチする必要があります。ここでも、さきほどと同じように、患者さんの明日からの生活を支援するために、行動変容に対する「準備性」「重要性」「自信」の3つの視点から、どうすれば患者さんの想いに寄り添いながら行動変容に向けた支援ができるかについて、いくつかの例で考えていきたいと思います。

1）フレイル予防のために運動や食事の改善を勧める

　近年、フレイルという言葉が医療業界でクローズアップされています。平成26年に日本老年医学会が出したフレイルに関するステートメント[4]のなかで、フレイルについて次のように記載されています。

　「後期高齢者（75歳以上）の多くの場合、"Frailty"という中間的な段階を経て、徐々に要介護状態に陥ると考えられている。Frailtyとは、高齢期に生理的予備能が低下することでストレスに

対する脆弱性が亢進し、生活機能障害、要介護状態、死亡などの転帰に陥りやすい状態で、筋力の低下により動作の俊敏性が失われて転倒しやすくなるような身体的問題のみならず、認知機能障害やうつなどの精神・心理的問題、独居や経済的困窮などの社会的問題を含む概念である」

　フレイルは、これからの高齢化社会のなかで避けては通れない問題であり、フレイル予防の柱である栄養、運動、社会参加は重要です。私の母は、私の姉と2人で暮らしており、「姉に迷惑をかけられない」「介護が必要な状態にはぜったいにならない」と話しており、フレイル予防という認識はなくても、運動や食事の重要性は認識しています。しかし、交通の便が悪い田舎に住んでいるので、車ばかり使い、生活のなかで歩くことはほとんどありません。「毎日歩いたほうがいい」「運動したほうがいい」と勧めていますがなかなかできません。「姉に迷惑をかけられない」「介護が必要な状態にはぜったいにならない」と話していますが、かといって何か定期的に運動をしているわけではありませんでした。

　そこで、10～15分程度でできる体操をDVDで紹介したところ、簡単にできるし、音楽もあり、楽しそうなので、「できそうだ」と時々実施するようになりました。できそうな方法を提案されて、これならできるという自信が高まったことで行動変容につながったと考えられます。ちなみに、このDVDは地域医療振興協会がフレイル予防のために作成したオリジナルの体操（JADECOM体操）[5]です。体操を継続していくためには、いつでもできる、簡単にできる、誰かと一緒にするというような仕組みをつくるとよりいっそう継続できると思います。

　食事については、運動に熱心な人でも意外と無頓着な場合がみられます。母は、3食しっかりと食べて体重が減らないように実行していますが、1人で食事をする場合は調理が面倒になり、あっさりとした簡単な食事で済ませてしまうようです。65歳ころを境に「メタボからフレイルへのギヤチェンジ」が必要であり、高齢者では筋肉量および筋力維持のために、若い世代に比べてたんぱく質の摂取量がより多く必要とされています。

　そのため、肉や魚、豆、牛乳などのたんぱく質の多い食品を摂って筋肉量を落とさないことがフレイル予防に必要です。また、たんぱく質の摂取に加えて、フレイル予防のためには、「いろいろな食品をまんべんなく食べる」ことが大切です。そこで、地域医療振興協会の「5分で作れる3行レシピ」[6]を渡したところ、いつも食べているものや冷蔵庫にある食材ばかりなので、「これはできるかもね」などと姉と話していました。

　そのほか、10の食品群の食べ方が簡単にわかる「食品摂取多様性スコア（10点満点で7点以上が望ましいレベル、点数が高いほど自立機能の低下が予防されるエビデンスがある）」[7]を使って確認すると、食事の問題の気づきや改善に向けた重要性が高まるきっかけになります。こちらは、地域医療振興協会の「今からはじめるフレイル予防」という冊子[8]でもチェックできます。

2）高齢者に禁煙をはたらきかける

　長年喫煙をしてきた禁煙の準備性の低い高齢者に禁煙をはたらきかけるにはどうしたらいいでしょうか。例えば、親しい友人の息子さんが医師で、禁煙外来をしており、高齢者は禁煙しやすいからぜひ通ってみて、と言われていたとします。薬を使えば割と楽に禁煙できることや、お金

もタバコ代の代わりと考えればそれほどかからないことなどについても聞いて理解しています。でも、禁煙することに対して重要性を感じていない場合、禁煙外来という具体的な方法がわかっていたとしても、ただちに行動を起こすことにつながりません。

　禁煙の重要性を高めるための方法はいくつかあります。

　まずは、高齢になっても禁煙することのメリットについて情報を伝えることです。自宅で最期まで過ごしたい、自分のことは自分でしたいという考えをもっているなら、喫煙によってかかりやすくなる脳卒中や認知症になると、そのような想いは叶えられないことを伝えるとよいでしょう。しかも、認知症になっても喫煙を続けていると、火事を起こす危険が高まり、結果として家族や近隣に心配や迷惑をかけることになることも伝えると、重要性がより高まりやすくなります。

　もし、小さなお孫さんと同居されているなら、受動喫煙のリスクを伝えることもよいですし、禁煙するとたばこ臭がなくなり、お孫さんとの距離が近くなったという経験談も紹介するとよいと思います。高齢者に限ったことではありませんが、特に病気との関係だけでなく、日常生活において喫煙を続けることの問題点や禁煙した場合の効果について情報提供するとよいと思います。

3）高齢の高血圧患者さんに減塩を勧める

　減塩することに無関心な高齢の高血圧患者さんに減塩をどのように支援していくとよいのか考えてみましょう。

　この患者さんは、若いころから漬物が大好きで、3食すべてに漬物を食べていて濃い味付けを好んでいます。減塩については、水っぽく感じて美味しくない、食べる楽しみがなくなると思っていて、このことが減塩に取り組むうえでの心の障壁となって、改善することへの重要性の認識が低く、自信も低い状況にあります。一般に、準備性が低く重要性も自信も低い場合、重要性を高めることがまず必要と考えられますが、そのはたらきかけは、うまくできないとお説教のようになりがちで、抵抗感情を生じさせてしまう可能性があります。実は、重要性と自信は全く独立しているわけでなく、相互に影響を及ぼし合うことがわかっています。減塩の重要性が低くても、自信が高まると重要性も高まります。そこで、抵抗感情を生じさせにくい自信を高めるはたらきかけに時間をかけるほうがうまくいく場合があります。

　まず、この患者さんの減塩に対する自信を高めるために、「減塩は簡単にできて、無理なくできますよ」「慣れると減塩のほうが美味しく感じますよ」「やり始めると続けることが楽しくなりますよ」といった、自信が高まる声かけをするのがよいでしょう。そして、減塩に向けての気持ちが高まったら、行動への橋渡しとして達成できそうな目標設定をして、成功体験を味わってもらうとよいと思います。例えば、漬物の1回の量を減らしたり、浅漬けに切り替えるといった提案をしながら、これなら実行可能で三食美味しく食事ができそうだと納得できる目標を設定できるように手伝うことが重要です。

　このような話し合いを通じて自分には無理、味気ない、楽しくないといった減塩に対するネガティブなイメージや思い込みを変えることも大切です。そして、減塩を勧める理由を押しつけない形で伝えて、減塩に取り組むことの重要性も高めておくとよいでしょう。お説教調にならない

ようにするために、食塩を摂りすぎた場合の健康影響を伝える（ネガティブアプローチ）よりも、減塩を改善した場合に得られる効果について伝える（ポジティブアプローチ）とよいと思います。具体的には、「減塩すると、健康面だけでなく、生活面でも、いろいろなよいことがありますよ」と伝え、減塩すると高血圧を予防して寝たきりや認知症の防止になる、血圧の高い人だと血圧の薬が効きやすくなり、血圧が安定する、といった効果について情報提供するとよいでしょう。また、減塩するとむくみがとれたり、体調もよくなり、続けることが楽しくなるといった生活面での効果についても情報提供すると、心に響いて重要性が高まりやすくなります。

　以上、ケースを提示しながら、重要性と自信にはたらきかける行動変容支援の実際について解説しました。重要なことは、その人が生きていくうえで大切にしていることに寄り添うことです。このことはACP相談にも当てはまりますが、日常診療や相談の中で把握した本人の生活背景や思いに寄り添って、患者さんの幸福の実現に向けて医療者としてできる支援を行いましょう。

コミュニケーションの技法を上手に使ってチームで患者さんを支える

　施設でACP相談に取り組む際には、誰か個人が実施するのではなく、多職種でチームとなって取り組むと思います。その際に、さまざまな職種がいてACPに対する考え方や自分のもっている知識や能力など、さまざまな違いがあります。そのような集団やチームが1つの目的に向かって行動する際には必ず何らかの問題が発生します。

　私が、組織やチームで何かの目的達成のために行動したり、誰かとコミュニケーションをとるときに心がけているのは、アサーティブコミュニケーションを行うこと、コンフリクトマネージメントを行うことです。この2つは、組織やチームのなかで目的達成のためにとても重要であり、これによって、成果の達成度も異なりますし、何よりも自分のメンタルヘルスに重要だと思っています。この考え方についてご紹介したいと思います。

❶ コミュニケーション技法の理解

1）アサーティブコミュニケーション

　私の記憶では、2000年代に看護界でアサーティブコミュニケーションが大流行したように思います。当時は、「相手も自分も大切にしたコミュニケーション」と言われていました[9]。「アサーティブassertive」とは、英語の辞書などでは、「自信のある」「積極的な」という形容詞であり、「アサーティブネスassertiveness」とは、「自信のあること」「積極的であること」となり、アサーティブコミュニケーションとは、「自分に自信をもって、積極的な態度で意思疎通を行うこと」になるのではないでしょうか。最近は、あまりアサーティブコミュニケーションという言葉を看護雑誌から見なくなりましたが、コミュニケーションとは、相手に「伝える」だけの一方通行ではなく、相手に「伝わり」、そしてお互いの考えが一致して同じ方向に向かって行動できることが大切だと思います。「自分に自信をもって、積極的に」という意味は、コミュニケーションを

している双方に当てはまることであり、自分を抑えて相手の考えだけを尊重するということではなく、また、相手の考えを抑えて自分の考えを押し通すことでもなく、両者がお互いに自信をもって積極的に意見交換することで最終的に納得して行動に移せることが大切です。

2）コンフリクトマネージメント

　英語の辞書などで、「conflict」の意味を調べると、「意見・感情・利害の衝突。争い。論争。対立」などと出てきます。つまり、コンフリクトとは、個人と個人、または、個人と集団、集団と集団の間で生じる意見や感情、利害の衝突や争い、対立ということになります。マネジメントとは一般的には「管理すること」ですが、組織においては、管理することで、その目的や目標を達成することです。組織やチームの中でこの対立が起きた時、チームメンバーは、5つの対処行動をとると言われています（図2）[10]。逃避行動をとる人や対抗する人がいると、チームや組織は目的達成に向かうことができません。つまり、コンフリクトマネージメントとは、「個人と個人または、個人と集団、集団と集団の間で生じる意見の対立を、対話を通して解決し、目的達成に導くこと」と考えられます。

　ACP相談会は、医療者一人で決められることではありませんし、診療所や病院などで組織的に実施する場合には、相談会の開催に向けて多職種で検討する必要があります。チームメンバーには、いろいろな考え方があり、意見の対立や衝突が起こることがあり、なかなか前に進めないことがあります。

　例えば、第3章の東通村診療所の取り組み（p.50）では、職種の違いによるACPに対する理解の違いがあり、最初は、それを認識することから始める必要がありました。また、相談会になると、患者さんだけではなく代理決定者も参加します。ケースの紹介のなかにもあったと思いますが、患者さんと代理決定者の意見が異なっていることもあるかもしれません。つまり、誰かと何かをするときには、必ずコンフリクトは起こるものだと考えてマネジメントする必要があるということです。

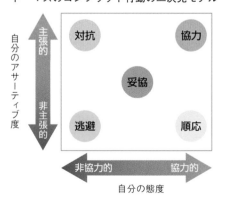

トーマスのコンフリクト行動の二次元モデル

図2　コンフリクトマネジメント

（高橋正泰：コンフリクト・マネジメント：トマス・モデルの研究. 商学討究、39（3）：319-33)

❷ どのように対応するか

　個人ではなくチームで何かをしようと思えば、意見の相違が起きることは当然のことだと考え、コンフリクトマネージメントを行うとともにアサーティブコミュニケーションも行う必要があります。

　自分の考えを相手に伝えて、理解してもらったと思ったのに、実はそうではなかったというこんな場面、よくありませんか？

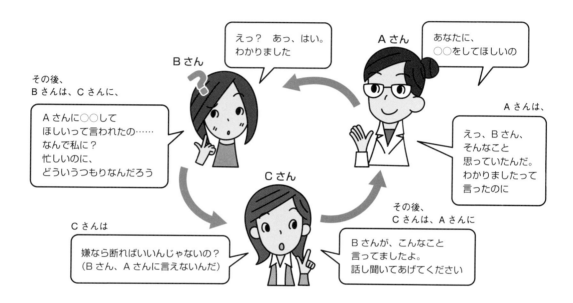

　Aさんは、あることをBさんにしてもらおうと思い、Bさんに伝えたところ、「わかりました」と言われたので、やってくれると思っていました。ところが、後日、Cさんから、Bさんが「なんで私に、忙しいのに」って言ってましたよと言われショックを受けました。

　このコミュニケーション場面では、誰にどんな問題があり、どうすればよかったのでしょうか。

　Aさんは、Bさんが、自分の伝えたいことを理解し、納得し、共感してくれたか、を確実に確認する必要があったと思います。

　Bさんは、疑問に思ったことがあればAさんに確認すべきだったと思いますし、Aさんに言わなかったことを、第三者であるCさんに言うべきではなかったと思います。もし、Aさんに言われてすぐに対応できなかったとすれば、即答せずに時間をもらって考えてもよいと思います。別の人に相談したければ、Aさんの名前を出さずに自分はどう対応すべきかについて相談すべきだと思います。

　Cさんは、Bさんから聞いたことを、Bさんの了解なしにAさんに伝えるべきではありません。Cさんは、BさんがすべきことをBさんにアドバイスするだけでよいのです。ここでは、自分の気持を整理して、疑問に思っていることをきちんとAさんに伝えなさいとアドバイスすればよかったと思います。

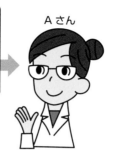

Ａさん

相手の理解、納得、共感などが得られたかを確実に確認する必要があった。
また、いつでも相談に応じるというメッセージと、それができる信頼関係の構築も必要

なぜ自分なのか、どのようにすればいいのか、など自分が疑問に思うことを徹底的に確認してから「わかりました」と言うべき。
Ａさんに言わなかったことをＣさんに言うべきではない。
相談だったとしたら、Ａさんの名前は出さずに、自分はどうしたらいいのかを相談するべき

Ｂさん

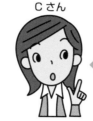

Ｃさん

Ｂさんから聞いたことを、Ｂさんの了解なくＡさんに伝えるべきではない。
Ａさんのこさんに対する誤解を生む原因となる。
ＣさんはＢさんの話を相談として捉え、Ｂさんが何をすべきかをアドバイスするだけでよかった

即答せずに「ちょっと考えてもいいですか」と時間をもらい、自分の考えを整理してからＡさんに伝えたり確認したりしてもよい

　もし、皆さんがＡさんの立場であれば、自分に直接言ってくれればいいのに、と思うに違いありません。こんなこと言えないと思っているかもしれませんが、自分が相手の立場にたって考えれば、「思っていることがあればちゃんと言ってほしい」ときっと思うでしょう。つまり、アサーティブコミュニケーションとは自分も相手も大切にしたコミュニケーションなのです。

　では、次にこんな場面の経験はないでしょうか。

　ある研修会の企画をしているときに、メンバー間で意見の相違がありました。

　Ａさんは、講義を聞くだけではなく、シミュレーショントレーニングが必要なので、ロールプレイをやりたいと主張しました。

　一方で、Ｂさんはロールプレイは企画側の準備が必要だから、今回は研修会までに期間もあまりないし、やらなくていいと思うと主張しました。

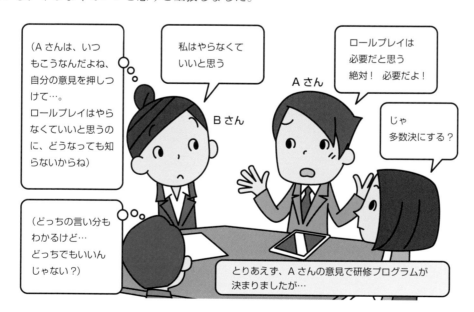

とりあえず、Aさんの意見で研修のプログラムが決まりましたが、研修当日は、参加者と企画者も、もやもやした感じになりました。

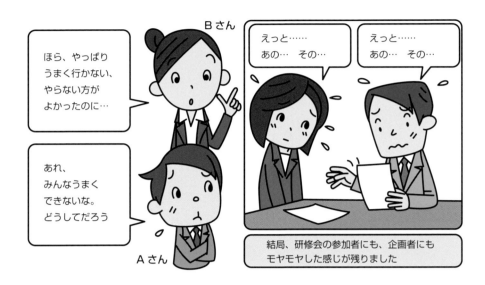

どうしてこのようなことになってしまったのでしょうか。

　コンフリクトは、集団で何かを検討したり実施したりする場合には必ず起きると考えておいたほうがよいと思います。その際に、「いつもこの人はこうだから、言っても無駄だから」という態度で、その場から逃避したり、安易に妥協したりするのはよくありません。ここできちんとアサーティブコミュケーションを取るべきです。

　例えば、Aさんは、ロールプレイがなぜ必要なのか、目的は何か、ロールプレイによって研修生は何を得るのかなど、目標をしっかりと決め、他のメンバーに伝えるべきです。

　Bさんは、なぜロールプレイが無理なのか、準備のための時間が不足している、と伝えるべきです。

　両者の意見を確認してから、研修会そのものの目的や目標を再度確認します。そのうえでシミュレーショントレーニングとしてロールプレイが必要であると判断したなら、少ない準備期間でも、できる範囲で効果的なロールプレイができるような準備を行うべきです。チームメンバー全員が研修会の目的や目標を共有したら、それを達成するための方法を検討し、役割分担をして研修会に臨む必要があります。

　Bさんは、ロールプレイをすることに同意したにもかかわらず、準備は実施せず、よい結果が出なかったときには、「だからやらないほうがいいって言ったのに」という態度をとっており、これは、もっともしてはいけないことです。

　Aさんも、自分がロールプレイをすべきだと主張したからには、よい結果を出すために、チームメンバーを動機づけしながら、準備をしっかりと行うべきでした。

　このように、コンフリクトマネージメントで大切なことは、「人」ではなく、コンフリクトの原因となった「問題点」に焦点を当てて解決策を探ることです。そのためには、

- ・目的や目標が共有できているか確認する。
- ・相手の状況をよく確認する。
- ・相手の意見や考えをよく聴く。
- ・相手の状況や意見、考えを受けとめ、共感する。
- ・次に自分の考えを感情的にならずに説明する。
- ・相手と自分の考えの一致点を見つけ、それを共有しながら解決策を探っていく。

ということが大切です。一番大事なことは目的や目標が共有できているかということであり、それが一致していなければ方法などで意見が対立するのは当然です。次に大事なことは、チームメンバーで同意して実施した結果は、よくても悪くても、メンバー全員が受けとめるということです。

ACP相談会を行う際にも同じような状況があると思います。医療者側でも、誰にするか、いつするか、どのようにするかということで意見の相違があるかもしれません。また、いざ相談会をする際にも、家族が数名いて、代理決定者が決まらなかったり、代理決定者がいても、家族間の意見の相違があったりすることがあります。その場合に、最も重要なのは、患者さんの想いですが、同時に相談会に参加しているすべての人が尊重されるべきですので、それぞれの主張をしっかりと確認することと、意見の相違はなぜ起きているのか、最も大事なことは何か、何のために話し合いをしているのか、ということを常に忘れずにコンフリクトに対処する必要があります。

おわりに

　私は、1990年頃にこのような行動科学の考え方に出会い、その頃から心臓リハビリテーションに興味をもち、そして健康教育の在り方について考えるようになり、そこから対人関係においては健康行動理論を理解して活用することを心がけています。もともと、健康行動理論の多くは社会学習理論や心理学から生まれているものが多いので、看護師の育成にも活用できると思います。また、健康行動理論は個人の行動のみではなく、グループ全体の行動変容にも活用できることではないかと思っています。ただし、グループの場合は、グループ内の関係性や対人関係に対する対処が必要になってくるので、それも理解する必要があります。

　「人の行動には必ず理由がある」ので、その理由をよく確認して、行動変容を支援することに心がけましょう。

謝辞
「行動理論を上手に活用し、患者さんを支援する」の項の執筆にあたっては、地域医療振興協会ヘルスプロモーション研究センターの中村正和センター長に、多くの助言と指導をいただきました。この場を借りて感謝申し上げます。

第5章 行動理論や技法を上手に使ってアプローチしよう

127

引用・参考文献

1）厚生労働省ホームページ：人生会議してみませんか．https://www.mhlw.go.jp/stf/newpage_02783.html
2）ステファン・ロルニック他著、中村正和他監訳：健康のための行動変容．p.48〜59、法研、2001．
3）厚生労働省協力監修、国立研究開発法人国立がん研究センター保健社会学研究部：受診率向上ハンドブック；明日から使えるナッジ理論．
4）一般社団法人日本老年医学会：フレイルに関する日本老年医学会からのステートメント；フレイルワーキング．（座長 荒井秀典　平成26年5月）
5）地域医療振興協会ヘルスプロモーション研究センター：生活習慣改善支援．https://healthprom.jadecom.or.jp/documents/#07
6）地域医療振興協会ヘルスプロモーション研究センター：「5分で作れる3行レシピ」．https://healthprom.jadecom.or.jp/wp-content/uploads/2019/10/frail_yobou_recipe.pdf
7）東京都健康長寿医療センター研究所健康長寿新ガイドライン策定委員会編著：健康長寿新ガイドライン エビデンスブック．p.6〜11、東京都健康長寿医療センター、2017．
8）地域医療振興協会ヘルスプロモーション研究センター編：「今からはじめるフレイル予防」．https://healthprom.jadecom.or.jp/wp-content/uploads/2019/10/frail_yobou_booklet.pdf
9）平木典子編：アサーショントレーニング；自分も相手も大切にする自己表現．至文堂，2008．
10）高橋正泰：コンフリクト・マネジメント；トマス・モデルの研究．商学討究、39（3）：319-33、
11）松本千明：医療・保健スタッフのための健康行動理論；実践編．医歯薬出版、p.1〜5、2007．
12）松本千明：やる気を引き出す保健指導・患者指導；健康行動理論に基づいて．日本保健医療行動科学会雑誌、31（2）：40-45、2016．
13）Ohara T, et al.：Midlife and Late-Life Smoking and Risk of Dementia in the Community：The Hisayama Study. J Am Geriatr Soc, 63：2332-9, 2015.
14）小原知之：久山町研究からみた認知症の予防．老年期認知症研究会誌、21（9）：80-83、2017．
15）厚生労働省：禁煙支援マニュアル．第二版、増補改訂版、平成30年5月31日発行．
16）一般社団法人日本教育学会編集：健康行動理論による研究と実践．医学書院、p.37〜41、2019．
17）前掲書19）．p.48-50.

さくいん

いつ・誰が・どうやって
地域で実践するための
アドバンス・ケア・プランニング

編著者	三浦稚郁子、望月崇紘
発行人	中村雅彦
発行所	株式会社サイオ出版
	〒101-0054
	東京都千代田区神田錦町 3-6 錦町スクウェアビル 7 階
	TEL 03-3518-9434　FAX 03-3518-9435
	https://www.scio-pub.co.jp
カバーデザイン	Anjelico
DTP	マウスワークス
本文イラスト	日本グラフィックス
印刷・製本	株式会社朝陽会

2021 年 9 月 27 日　第 1 版第 1 刷発行

ISBN 978-4-86749-000-6

Ⓒ Miura Chikako, Mochizuki Takahiro

●ショメイ：イツダレガドウヤッテ
　　　　　　チイキデジッセンスルタメノアドバンスケアプランニング

乱丁本、落丁本はお取り替えします。

本書の無断転載、複製、頒布、公衆送信、翻訳、翻案などを禁じます。本書に掲載する著者物の複製権、翻訳権、上映権、譲渡権、公衆送信権、通信可能化権は、株式会社サイオ出版が管理します。本書を代行業者など第三者に依頼し、スキャニングやデジタル化することは、個人や家庭内利用であっても、著作権上、認められておりません。

JCOPY ＜（社）出版者著作権管理機構 委託出版物＞
本書の無断複製は著作権法上での例外を除き禁じられています。複製される場合は、そのつど事前に、（社）出版者著作権管理機構（電話 03-5244-5088、FAX 03-5244-5089、e-mail: info@jcopy.or.jp）の許諾を得てください。